Schattauer

Johannes Heßler-Kaufmann

ACT-Prozesse in der Schematherapie nutzen

Mit einem Geleitwort von Eckhard Roediger

Schattauer

Dr. Johannes Heßler-Kaufmann
Lotzbeckstr. 11
77933 Lahr/Schwarzwald
pt.jhk@posteo.de

Besonderer Hinweis
Die Medizin unterliegt einem fortwährenden Entwicklungsprozess, sodass alle Angaben, insbesondere zu diagnostischen und therapeutischen Verfahren, immer nur dem Wissensstand zum Zeitpunkt der Drucklegung des Buches entsprechen können. Hinsichtlich der angegebenen Empfehlungen zur Therapie und der Auswahl sowie Dosierung von Medikamenten wurde die größtmögliche Sorgfalt beachtet. Gleichwohl werden die Benutzer aufgefordert, die Beipackzettel und Fachinformationen der Hersteller zur Kontrolle heranzuziehen und im Zweifelsfall einen Spezialisten zu konsultieren. Fragliche Unstimmigkeiten sollten bitte im allgemeinen Interesse dem Verlag mitgeteilt werden. Der Benutzer selbst bleibt verantwortlich für jede diagnostische oder therapeutische Applikation, Medikation und Dosierung.
In diesem Buch sind eingetragene Warenzeichen (geschützte Warennamen) nicht besonders kenntlich gemacht. Es kann also aus dem Fehlen eines entsprechenden Hinweises nicht geschlossen werden, dass es sich um einen freien Warennamen handelt.

Schattauer
www.schattauer.de

Cover: Jutta Herden, Stuttgart
unter Verwendung einer Abbildung von © Henry Dick (Unsplash)
Gesetzt von Eberl & Koesel Studio, Altusried-Krugzell
Gedruckt und gebunden von Friedrich Pustet GmbH & Co. KG, Regensburg
Lektorat: Marion Drachsel
Projektmanagement: Dr. Nadja Urbani
ISBN 978-3-608-40051-9
E-Book ISBN 978-3-608-11963-3
PDF-E-Book ISBN 978-3-608-20583-1

Bibliografische Information der Deutschen Nationalbibliothek
Die Deutsche Nationalbibliothek verzeichnet diese Publikation in der Deutschen Nationalbibliografie; detaillierte bibliografische Daten sind im Internet über http://dnb.d-nb.de abrufbar.

Für Livi

In den zwei Jahren mit dir habe ich mehr psychische Flexibilität gelernt als in den zweiunddreißig davor.

Geleitwort

Nicht wenige Menschen denken, das die Akzeptanz- und Commitment-Therapie (ACT) und die Schematherapie mehr oder weniger widersprüchliche Konzepte seien. Es bedarf tatsächlich einiger Modifikationen an dem Konstrukt des »klassischen Modusmodells«, um das Konzept mit der Relational Frame Theory, die hinter der ACT steht, kompatibel und Schematherapie zu einer in sich konsistenten kontextuellen Therapie zu machen. Entsprechende Konzepte liegen vor. Aber nicht jeder Mensch, der sich therapeutisch weiterentwickeln möchte, will und muss sich in die Tiefen theoretischer Konzepte und Konstrukte begeben. Viele möchten einfach ihre Patientinnen und Patienten möglichst gut behandeln. Unter diesen Menschen finden sowohl die Schematherapie als auch die ACT seit Jahren einen großen und anhaltenden Anklang.

Johannes Heßler-Kaufmann leistet mit dem vorliegenden Buch den dankenswerten Beitrag, auf einer ganz praktischen Ebene die ACT-Prozesse mit dem klassischen Modusmodell der Schematherapie zu verbinden. Er versucht gewissermaßen das Beste aus zwei Welten in einer pragmatisch-eklektizistischen Weise zusammenzuführen, um so das therapeutische Handeln zu erweitern. Und dieser Versuch ist – kurz gesagt – gelungen! Angesichts der großen Zahl von Menschen, die sich seit Jahren schematherapeutisch fortbilden, wird das Buch daher sicher seine Leserschaft finden.

Auch ich persönlich freue mich über dieses Buch, denn nicht nur die ACT-Strategien, sondern auch die namensgebende Akzeptanzhaltung stellen ein wichtiges Gegengewicht zur Handlungsorientierung der Schematherapie dar.

In der ersten Hälfte der Therapie bringt die zugewandte und aktive »Nachbeelterung« große Fortschritte. Dieser Aspekt der Beziehungsgestaltung macht die Schematherapie (sowohl unter den Behandelten als auch den Therapierenden) besonders attraktiv. Erstere erleben – nicht selten zum ersten Mal im Leben – eine große Annahme und Unterstützung. Letztere können in einer hilfreichen Weise aktiv werden, wie es viele abstinenzorientiertere Methoden nicht zulassen. Jeffrey Young selbst spricht von einer *breeze of fresh air*, einer Prise frischer Luft für die Therapierenden.

In der zweiten Therapiehälfte hingegen werden die Fortschritte meist kleiner und die Grenzen des Veränderbaren deutlicher. Die Behandelten sollen in die Autonomie geführt werden, fühlen sich aber in den Therapien sehr wohl und haben nicht selten Probleme, »loszulassen«. Das geht nicht ohne Konfrontation, Begrenzung und Enttäuschung. Das Konzept der Schematherapie spricht daher richtig von einer Balance von Nachbeelterung und (empathischer) Konfrontation. Aus der supervisorischen Praxis wissen wir allerdings, dass sich sowohl die Behandelten als auch die Therapierenden mit der Nachbeelterung leichter tun als mit der Konfrontation. Die verständnisvoll-akzeptierende Haltung der ACT bis hin zur »kreativen Hoffnungslosigkeit« hilft, die Ressourcen der Behandelten maximal zu mobilisieren und sich mit den inneren und äußeren Grenzen auszusöhnen. Für beide Seiten!

Mehr noch: Auch Schematherapierende haben Schemata! In der Regel sowohl »emotionale Entbehrung« als auch »hohe innere Ansprüche«, aus denen eine starke »Aufopferungsbereitschaft« resultiert. Therapeutin oder Therapeut zu werden ist eine Form, die eigenen Schemata zu bewältigen. Wenn diese aber nicht reflektiert werden, können Therapierende in die Falle des »Problemlösemodus« tappen, wie es in der ACT genannt wird. Ihr eigenes Erleben ist dann zu eng mit dem der Behandelten verbunden, ein gesunder innerer Abstand kann verloren gehen, was schließlich zu beruflicher Unzufriedenheit oder chronischer Überforderung führt. Eine ACT-orientierte Haltung hilft daher auch den Therapierenden.

Für eine erfolgreiche Therapie ist die Stärkung des Erwachsenenmodus zentral. Aber was genau »macht« der Erwachsenenmodus? In den meisten Büchern zur Schematherapie bleiben die Ausführungen dazu eher andeutend bzw. allgemein. Die Prozesse der ACT zeigen sowohl den Therapierenden als auch den Behandelten, wie der Erwachsenenmodus »funktioniert«, wie wir Abstand zum inneren Erleben finden, in einen ausbalanciert-zentrierten Zustand kommen und dann gute Entscheidungen für uns treffen und umsetzen können. Das ist wiederum ein Gewinn für beide Seiten, denn von dieser Haltung profitieren auch die Therapierenden.

Johannes Heßler-Kaufmann stellt nun diese ACT-Prozesse systematisch und detailliert dar. Damit seine Beschreibungen nicht in der Luft hängen, führt er auch kompakt, anschaulich und verständlich in die dahinterstehenden Konzepte der Bezugsrahmentheorie, des funktionellen Kontextualismus und des kontextuellen Selbst ein, was ja nicht unbedingt leicht zugängliche Theorien sind. Sehr geschickt verbindet er dann ACT-Techniken und Metaphern mit dem Modusmodell. Aus dem reichen Fundus der ACT-Literatur schöpfend, bietet er eine wirklich große Anzahl sehr unterschiedlicher Metaphern an. So kann man diejenigen auswählen, mit denen man sich innerlich verbinden möchte, um damit das eigene therapeutische Repertoire anzureichern. Dadurch wird das Buch zu einem schier unerschöpflichen Fundus und zur kreativen Bereicherung für alle Therapierenden.

Probieren Sie es aus! Viel Freude dabei.

Frankfurt am Main, im März 2022
Eckhard Roediger

Danksagung

Im November 2018 schrieb ich die erste Mail mit den grundlegenden Gedanken zu diesem Buch an Eckhard Roediger, nachdem ich im Rahmen meiner Schematherapie-Ausbildung ein Seminar bei ihm zum Thema »ACT in der Schematherapie« besucht hatte. Wir trafen uns ein paar Tage später für fünf Minuten auf dem DGPPN-Kongress zwischen A1 und A8, er bot an, mich zu unterstützen, Nadja Urbani und Wulf Bertram zwei Stockwerke weiter oben am Schattauer-Stand nickten freundlich zustimmend und das Buch war beschlossen. Dann passierte lange nichts. Oder eigentlich sehr viel: Einen kleinen und zwei große Umzüge, eine Hochzeit, ein anderes Buch, ein Staatsexamen, ein Kind und eine Praxiseröffnung später ist das Buch nun tatsächlich fertig.

An erster Stelle bedanke ich mich deshalb beim Schattauer Verlag für die Geduld sowie die vertragliche und zwischenmenschliche Flexibilität und Offenheit, personifiziert durch Nadja Urbani. Bei ihrer persönlichen Art, den Kontakt zu gestalten, und dem immer hilfreichen fachlichen Austausch möchte man gar nicht mehr woanders Bücher veröffentlichen. Weiterhin bedanke ich mich bei Hannah Hoppe, die meine Supervisorin in der Ausbildung zum Schematherapeuten war und von der ich die Grundlagen gelernt und mir vieles abgeschaut habe. Dies hat jetzt Elisabeth Nyberg übernommen, wovon ich persönlich und fachlich sehr profitiere; vielen Dank, ich freue mich auf jeden gemeinsamen Termin. Danke an Eckhard Roediger für die Ermutigung und Unterstützung sowie das inhaltliche Feedback. Ich bedanke mich herzlich bei Marion Drachsel, deren Lektorat das Buch zu einer runden Sache gemacht hat. Der größte Dank geht natürlich an meine Frau Elli, ohne die ich sowieso mit den meisten Dingen weniger gut zurechtkäme. In diesem Fall danke ich ihr für die zusätzliche Care-Arbeit, die sie übernommen hat, damit ich dieses Buch endlich zu Ende schreiben konnte. Arbeit und Zeit dieser Menschen stecken in diesem Buch.

Bahlingen am Kaiserstuhl, im März 2022
Johannes Heßler-Kaufmann

Inhalt

1 Überblick – Die Gesunde Erwachsene und psychische Flexibilität

Das Thema dieses Buchs ist schnell formuliert: Die Gesunde Erwachsene[1] lernt psychische Flexibilität. Was das bedeutet, bedarf der Erklärung.

Wir können die Gesunde Erwachsene spüren, wenn wir unsere Hände auf den Bauch legen, die Augen schließen und »Ich« sagen. Wir spüren sie auch, wenn wir uns im Spiegel selbst in die Augen blicken und mit dem eigenen Vornamen ansprechen. Sie ist das Agens, das in jeder geglückten Therapiesitzung und noch mehr im Alltag der Menschen wirkt. Sie ist somit Trägerin therapeutischer Veränderung, sei es durch Einsicht oder Zulassen unabgeschlossener psychophysiologischer Prozesse.

Jede psychotherapeutische Theorie beschreibt die Gesunde Erwachsene mit ihren Worten. Sie ist das Ich mit der reifen Konfliktabwehr, die Freiheit zwischen Reiz und Reaktion, die Heldin, welche die langfristig nützlichen Konsequenzen den kurzfristig angenehmen vorzieht, die Neubewerterin ohne Denkfehler, die Lösungstrance, das kongruente, sich aktualisierende Selbst. Sie übt Gewahrsein und schließt die Gestalt, ist Salutogenetikerin, Realitätskonstrukteurin und lösungsfokussierte Kapitänin des inneren Teams. Sie findet Antworten auf die Fragen von Tod, Freiheit, Einsamkeit und Sinnlosigkeit, ist sich im Klaren über ihre Motive und aktiviert Ressourcen, um ein Problem zu bewältigen, wenn es sich aktualisiert. Oder sie ist eben psychisch flexibel – ein Zustand, zu dem eine erfolgreiche Akzeptanz- und Commitment-Therapie (ACT) führen soll (Hayes et al. 2014).

Young et al. (2008) äußern sich in ihrem grundlegenden Standardwerk »Schematherapie« zur Gesunden Erwachsenen wie folgt: »Ein [...] Unterschied zwischen gesunden Menschen und solchen mit starken Störungen besteht in der Stärke und Wirkkraft des Modus *Gesunder Erwachsener*. Zwar ist dieser bei uns allen vorhanden, doch ist er bei psychisch gesunden Menschen stärker und wird häufiger aktiviert. Er vermag dysfunktionale Modi abzuschwächen und zu heilen« (Young et al. 2008, S. 78). Daraus folgt für die klinische Arbeit, dass wir versuchen, »ihn [...] in der Therapie zu stärken, indem wir den Patienten beibringen, auf die übrigen Modi mäßigend einzuwirken, sie zu nähren oder sie zu heilen« (Young et al. 2008, S. 80). Blättert man in diesem Buch ein paar Seiten zurück, findet man die schematherapeutische Auffassung von Modi. Es handelt

---

1 Aus Gründen der besseren Lesbarkeit wird in diesem Buch bei Personenbezeichnungen und personenbezogenen Hauptwörtern die weibliche Form verwendet. Nichtsdestoweniger beziehen sich die Angaben auf Angehörige aller Gender.

sich dabei um dissoziierte Zustände, also kognitiv-emotionale und mit Verhaltensimpulsen versehene Erlebensweisen, die, je nach Schwere der Störung, mehr oder weniger miteinander in Verbindung stehen bzw. mehr oder weniger stark voneinander isoliert auftreten können. Im pathologischen Extremfall äußert sich das in einer Dissoziativen Identitätsstörung, bei der ein Modus vom anderen nichts weiß.

Die weiteren Nuancen des Kontinuums hin zum vollständig psychisch integrierten Menschen treffen wir täglich in der klinischen Praxis oder beobachten sie bei uns selbst: mit einer inneren Stimme verschmelzen, die einen fertigmacht, sich wie ein Mädchen fühlen, dem die Welt zu groß ist, Stunden vor dem Bildschirm verbringen, ohne zu merken, wie die Zeit vergeht. Je weniger die Gesunde Erwachsene mitbekommt, was der Kritiker sagt, wie sich das Kind fühlt und welcher Bewältigungsmodus aktiv wird, je weniger sie weiß über ihre Schemata, Modi und die triggernden Kontexte, desto schwerer ist die Beeinträchtigung.

Ein psychisch flexibler Mensch dagegen begegnet seinem natürlichen, existenziellen Leid, zu dem auch Schemata gehören (McKay et al. 2013), nicht mit rigiden Mustern (wie es Bewältigungsmodi sind), die in ACT-Sprache auch »selbstgemachtes Leid« oder »Kontrollversuche« genannt werden könnten und die Anpassungsfähigkeit an innere und äußere Kontexte verhindern. Stattdessen reagiert dieser Mensch mit Offenheit und einem aus gegenwarts- und handlungsbezogenem Selbstverständnis resultierenden, flexiblen Verhaltensrepertoire.

Der Weg dorthin geht über sechs salutogene Prozesse (deren Umkehrungen wiederum den Weg in die psychische Rigidität zeigen):

1. Akzeptanz (Erlebensvermeidung)
2. Defusion (kognitive Fusion)
3. Achtsamkeit (mangelnde Achtsamkeit)
4. Selbst-als-Kontext (Selbst-als-Konzept)
5. Werte (Mangel an Werteklarheit)
6. engagiertes Handeln (Untätigkeit, Impulsivität, Vermeidung)

Dabei sind diese Prozesse nicht ganz trennscharf und bedingen sich gegenseitig. Übt die Gesunde Erwachsene beispielsweise, sich vom Kritiker zu defusionieren, also nicht mit seinen Botschaften zu verschmelzen, sondern ihn als Introjekt zu verstehen, trainiert sie gleichzeitig ihre Achtsamkeit und erlebt sich als Selbst-als-Kontext.

Die Schematherapie legt in ihrer Beschreibung psychischer Störungen einen Schwerpunkt auf innere Entitäten (die Modi), es mangelt jedoch an der detaillierten Darstellung schematherapeutischer Prozesse. Während Roediger (2016) die neurobiologischen (Synchronisation von episodischem und semantischem Gedächtnis) und psychologischen Grundlagen (Sich-Distanzieren oder Hemmen von aktualisierten Handlungsimpulsen) der Schematherapie deutlich ausformuliert und praxisorientierte Bücher nachvollziehbar zeigen, welche konkreten therapeutischen Strategien und Techniken im Umgang mit Kind-, Kritiker- und Bewältigungsmodi anzuwenden sind (z. B. Jacob und Arntz 2015), fehlt der Schematherapie ein Vokabular für die Prozesse, die zwischen der Gesunden Erwachsenen als therapeutischem Agens und den anderen Modi ablaufen. Hierbei kann die ACT möglicherweise als explizit prozessbasierte Therapie Hilfestellung leisten.

Schematherapeutische Techniken aktivieren ACT-Prozesse, auch wenn sicherlich nicht alle schematherapeutischen Prozesse vollständig durch ACT beschrieben werden. Wir können das Wissen der ACT verwenden, um Schematherapie aus einem neuen Blickwinkel zu betrachten und sowohl theoretischen als auch praktischen Nutzen daraus ziehen:

- Erstens gehört es zum Selbstverständnis der Schematherapie, integrativ zu sein (International Society of Schema Therapy 2020) und immer wieder die Kompatibilität und Überscheidung des eigenen Modells mit Konzepten anderer Ansätze zu überprüfen.
- Zweitens erhöht die Berücksichtigung von ACT-Prozessen die Aussagekraft des Modusmodells, dem Startpunkt und Schrittgeber aller therapeutischen Veränderungen.
- Drittens öffnen sich durch das Wissen um ACT-Prozesse Fenster für die Anwendung von neuen Interventionen, sei es um schematherapeutische Techniken zu verstärken oder um den eigenen Werkzeugkasten diverser und somit flexibler zu gestalten.

ACT und Schematherapie unterscheiden sich deutlich in einem zentralen Aspekt: Während die Schematherapie ihr Konzept der Pathogenese schon im Namen trägt, schließt die ACT explizit jegliche Annahme über Ursprung und Entstehung von Symptomen, ja über Kausalität überhaupt, aus (Hayes et al. 2014). Die ACT sieht sogar ein Risiko für die Entstehung psychischen Leids darin, Assoziationen zu knüpfen und Behauptungen über die Ontologie von Phänomenen aufzustellen. Stattdessen postuliert der funktionale Kontextualismus (die wissenschaftstheoretische Grundlage der Relational Frame Theory, deren praktische Anwendung wiederum die ACT ist), dass Verhalten (zu dem hier auch Emotionen und Kognitionen gehören) ausschließlich auf seine Nützlichkeit in einem bestimmten Kontext hin untersucht werden sollte.

Zentrale Themen in der ACT sind deswegen die Absichten, die Patientinnen haben, und wie sie diese Absichten verfolgen. Die therapeutischen Fragen hierzu lauten dann:

- »Ist diese Absicht für dich nützlich?«
- »Ist die Art und Weise, mit der du die Absicht verfolgst, für dich nützlich?«

Diese Fragen treffen ins Herz der Schematherapie, da sie einerseits auf die Grundbedürfnisse (deren Erfüllung die Absicht jedes Menschen ist) und andererseits auf die zu maladaptiven Schemata gehörenden, dysfunktionalen Versuche, diese zu erfüllen oder zumindest nicht mehr wahrzunehmen, anspielen (Roediger et al. 2018). Die Gesunde Erwachsene muss sich beispielsweise fragen:

- »Ist es eine nützliche Absicht für mich, nur nach Anerkennung zu streben?«
- »Ist es nützlich, mein Bedürfnis, Bindung zu erfahren, durch Unterordnung und Aufopferung erreichen zu wollen?«

Die Idee der Funktionalität schlägt folglich eine belastbare Brücke von den Schemata und den Grundbedürfnissen (Was ist meine Absicht?) zum Modusmodell (Wie verfolge ich diese Absichten?). Die Pfeiler dieser Brücke stellt der Kontextualismus, dem zufolge Verhalten ausschließlich in einem bestimmten Zusammenhang (Situation, Ort, Beziehung, intrapsychische Faktoren) hinsichtlich seiner Funktionalität beurteilt werden kann. Auch dies korrespondiert mit einer Grundannahme der Schematherapie: Schemata waren zur Zeit ihrer Entstehung absolut nützlich, wenn auch maladaptiv im Sinne einer nicht erfolgreichen, da unmöglichen Bedürfnisbefriedigung, weil sie die optimale Anpassung eines unterlegenen und auf Hilfe angewiesenen Kindes an seinen Lebenskontext darstellten (Young et al. 2008). Im Erwachsenenalter sind die Kontexte jedoch andere (wenn auch ähnlich) und das Verhalten dadurch nicht mehr nützlich. Dieser technische Blick auf Menschen mag für Schematherapeuten kalt wirken, vielleicht ein bisschen wie die Botschaften des fordernden Elternmodus: Verhalte dich nützlich! Gesprochen mit einem warmen, nachbeelternden Ton und dem Verständnis dafür, wie schwer es ist, sein Verhalten zu ändern, entfalten sie jedoch ihre volle Wirkung.

Für die Schematherapie direkt relevant ist ebenso die Idee des inneren Kontextes. So kann man nicht nur fragen, ob ein Verhalten in einem *äußeren* Kontext nützlich ist, sondern auch, ob eine *innere* Reaktion auf ein *inneres* Ereignis hilfreich ist. Also muss sich die Gesunde Erwachsene überlegen, ob die abwertende Botschaft des Kritikers an das Verletzliche Kind nützlich ist. Wenn der Gesunden Erwachsenen allein dies gelingt, erfährt sie Selbst-als-Kontext, also die Wahrnehmung des inneren Geschehens nicht als Konzept (»ich bin wertlos«, »ich bin traurig«, »ich muss mich mit Essen vollstopfen«), sondern als Kontext, in dem alles passieren kann und darf. Die Gesunde Erwachsene schaut auf die Bühne, auf welcher die Modi auftreten, betrachtet den Bilderrahmen, in dem die Bilder ständig wechseln, oder den Himmel, an dem das Wetter vorüberzieht (Stoddard und Afari 2016). Sie wird somit zur Beobachterin des inneren Kontextes und erlangt die Freiheit, ihre Absichten auf nützliche Art zu verfolgen und gewissermaßen auf der Bühne Regie zu führen.

Auf den ersten Blick mutet die ACT etwas trocken und akademisch an. Wenn das alles so einfach wäre, Defusion, Selbst-als-Kontext und werteorientiertes Handeln, mag man denken und ein rein einsichtsbasiertes therapeutisches Vorgehen argwöhnen. Ein zweiter Blick offenbart jedoch das Gegenteil. Die ACT trägt die Akzeptanz für jegliches inneres Erleben im Namen, sei dies der Kritiker, das Wütende oder das Verletzliche Kind. Ebenso ist die Therapie in und zwischen den Sitzungen erlebnisbasiert gestaltet. Dabei kommen Metaphern, Übungen zur Selbstwahrnehmung, Expositionen und Verhaltensexperimente zum Einsatz (Hayes et al. 2014). Die Schematherapie fußt auf einem neuropsychologischen Verständnis von Schemata (Roediger 2016), deren Änderung nur durch gezielte Aktivierung und Hemmung neuronaler Muster erfolgen kann. Und dies geschieht nur über das emotionale Erleben in Stuhldialogen und Imaginationen in der Therapie und schemainkongruentem Verhalten im Alltag. ACT und Schematherapie stimmen auch darin überein, dass Erlebensvermeidung ein entscheidender, aufrechterhaltender und exazerbierender Faktor in der Entwicklung psychischen Leides darstellt. Was die ACT eine rigide Kontrollagenda nennt – Versuche, mit Leid umzugehen, deren Kosten irgendwann so hoch werden, dass man eine Therapie beginnt (Wengenroth 2012) –, ist in der Schematherapie die Schemabewältigung. Kontrollagenda und Bewältigung verhindern die Öffnung für das natürliche, existenzielle Leid des Menschseins und verbrauchen die Energie, die zur werte- und bedürfnisorientierten Lebensgestaltung benötigt wird.

Für das tiefere Verständnis dieses Buches ist es hilfreich, gewisse schematherapeutische Vorkenntnisse zu besitzen und diese auch in die Praxis umzusetzen. Für eine tief greifende theoretische Auseinandersetzung mit der Schematherapie verweise ich auf Young et al. (2008) und Roediger (2016). Eher praktisch orientierte Bücher liegen von Jacob und Arntz (2015) sowie von Faßbinder et al. (2016) vor. Das Grundlagenwerk der ACT stammt von Hayes et al. (2014), Bücher über die praktische Anwendung gibt es unter anderem von Stoddard und Afari (2016), Harris (2020) und Wengenroth (2017).

Roediger et al. (2018) sowie Valente und Roediger (2020) integrieren in ihren Büchern den kontextuellen ACT-Ansatz in die Schematherapie und stellen somit eine wirklich kontextuelle Schematherapie in Theorie und Praxis vor. Neu daran ist, dass es nicht mehr nur darum geht, den Inhalt der maladaptiven Schemata zu ändern (laut ACT verstärkt dies sogar die entsprechenden neuronalen Netzwerke; Hayes und Wilson 1994), sondern eine nützliche Beziehung zu ihnen aufzubauen. Während es manchmal also nützlich sein kann, dem Kritiker vehement zu widersprechen (»Das kleine Mädchen ist nicht wertlos und muss gar nichts dafür tun, um wertvoll zu sein; sie ist genau so wertvoll, wie sie ist!«), ist es in anderen Momenten nützlicher, den Kritiker als ein Radio zu betrachten, das einfach im Hintergrund läuft (»Du bist so wertlos, schau dich doch einmal an, keiner kann dich mögen«), oder als einen Papagei, der immer das Gleiche sagt (»Du bist wertlos, du bist wertlos, du bist wertlos …«), und sich darauf zu konzentrieren, was man im Hier und Jetzt für Absichten verfolgt. Damit weichen wir vom klassischen schematherapeutischen Ansatz ab, wie ihn etwa Jacob und Arntz (2015) beschreiben. Im vorliegenden Buch beziehe ich mich explizit auf diesen klassischen Ansatz und versuche auch nicht, eine alternative kontextuelle Schematherapie zu etablieren. Wer sich für die Unterschiede interessiert, sei auf die oben genannte Literatur zur kontextuellen Schematherapie verwiesen.

McKay et al. (2013) stellen schließlich ein ACT-basiertes Programm zur Verfügung, in dem das Schema-Konzept verwendet wird, um den existenziellen, natürlichen Schmerz, den menschliches Leben mit sich bringt, für Patientinnen besser verstehbar zu machen (und vielleicht das von der ACT eigentlich ignorierte Bedürfnis der Patientinnen nach einem ontologischen Narrativ zu erfüllen). Ziel des Programms ist es, die Reaktion auf die Schemata nützlich zu gestalten, nicht sie aufzulösen.

Ich gebe im Folgenden einen kurzen Überblick über die schematherapeutische Theorie und erkläre wichtige Begriffe wie Grundbedürfnisse, Schema, Modus und Modusmodell (→ Kap. 2). Darauf folgt ein Umriss der wissenschaftlichen und philosophischen Hintergründe der ACT, die vor allem aus dem funktionalen Kontextualismus und der Relational Frame Theory bestehen (→ Kap. 3). Im Anschluss beschreibe ich die sechs Kernprozesse der ACT, die sich aus der praktisch-therapeutischen Anwendung dieser Theorien ergeben und im Kontext psychischer Störungen sowohl Pathogenese als auch Salutogenese erklären sollen (→Kap. 4). In Kapitel 5 integriere ich die sechs Prozesse der ACT in das Modusmodell der Schematherapie, um dessen Aussagekraft zu erhöhen und Fenster für ACT-Interventionen im Rahmen einer Schematherapie zu öffnen. Am Beginn des Kapitels 5 steht die Annahme, dass die ACT-Prozesse den Umgang der Gesunden Erwachsenen mit den anderen, »problematischen« Modi (Kritiker, Kind, Bewältigung) sowohl in der hilfreichen schemahemmenden als auch der nicht hilfreichen schemaverstärkenden Weise darstellen können. Von dieser Annahme ausgehend folgen eine Beschreibung der ACT-Prozesse mit schematherapeutischen Termini und eine Vielzahl von Beispielen für ihre praktische Anwendung in einer Schematherapie. Das Buch schließt mit einer kurzen Zusammenfassung und einer Aussage zur Epistemologie angelnder Therapeutinnen.

2 Innere Entitäten – Schematherapie

Die Schematherapie hat ihren Namen von den maladaptiven Schemata, d. h. Erlebenszuständen, die sich in der Kindheit durch tatsächliche Erfahrungen gebildet und im Erwachsenenleben wie Flashbacks in den Entstehungskontexten ähnlichen Situationen reaktivieren. Ist ein Schema aktiv, verändert sich unsere ganze Weltsicht. Emotionen, Gedanken, Körperempfinden, Handlungsimpulse, Erinnerungen, Wahrnehmung und Verhalten weichen von dem ab, was wir sonst im Alltag erleben. In diesem regressiven Zustand fühlen wir uns häufig nicht wie kompetente Erwachsene, sondern wie die Kinder von damals, die sich an aversive Umstände anpassen müssen und dabei heftige Emotionen und die Frustration von psychischen Grundbedürfnissen, meist durch die wichtigsten Bezugspersonen, erleben. Da aktivierte maladaptive Schemata sehr unangenehm sind, bilden wir sehr bald Coping-Mechanismen, die uns helfen, so schnell wie möglich dieses umfassende Erleben zu beenden oder zu mildern. Während dies kurzfristig häufig erfolgreich ist, bringen diese Coping-Mechanismen meist hohe langfristige Kosten mit sich. Adaptive wie maladaptive Schemata gehören zur Grundausstattung aller Menschen. Probleme entstehen dann, wenn die maladaptiven Schemata so stark ausgeprägt sind, dass sie mit funktionaler Beeinträchtigung und starkem subjektivem Leid einhergehen (Jacob und Arntz 2015; Young et al. 2008).

Schemata entstehen in der Kindheit in einem komplexen Zusammenspiel aus unseren psychischen Grundbedürfnissen, dem Ausmaß der Befriedigung dieser Bedürfnisse durch unsere wichtigsten Bezugspersonen, von denen wir in der asymmetrischen Bezugsperson-Kind-Beziehung abhängig sind, und wie wir als Kind mit chronischen oder besonders ausgeprägten Frustrationen dieser Bedürfnisse durch die Bezugspersonen umgehen.

FALLBEISPIEL

Das Kleinkind Lea hat ein starkes Bindungsbedürfnis und versucht, dieses durch Kontaktaufnahme zu ihrem Vater zu befriedigen. Sie bietet ihm Spielzeug an, versucht, auf seinen Schoß zu klettern, weint schließlich, wird wütend oder wirft etwas durch die Gegend, nur um Zuwendung und Aufmerksamkeit zu bekommen. Blockiert der Vater immer wieder diese Versuche, wird also Leas Bedürfnis wieder und wieder frustriert, entwickelt ihr Organismus automatisch ein selbstregulierendes Verhalten, um die Kosten des chronisch unbefriedigten Bedürfnisses zu senken. Statt sich jedes Mal eine schmerzvolle Zurückweisung abzuholen, stellt Lea ihre Kontaktversuche ein, verstummt vielleicht, zieht sich zurück, meidet den Vater und entwickelt depressive Symptome.[2] Dadurch erfährt sie zwar keine Bindung und ihr Bedürfnis danach bleibt weiterhin bestehen, genauso wie Hunger und Durst, es wird aber nicht mehr frustriert. Wiederholt sich dieses Muster über einen längeren Zeitraum, bilden sich neuronale Netze, welche die einzelnen Stimuli miteinander verknüpfen: Bindungsbedürfnis, Bezugsperson, Zurückweisung, Traurigkeit, Einsamkeit, der Gedanke, nichts wert zu sein, Rückzug, depressives Gefühl, die Wohnung von damals. Dieses neuronale Netz wird im Erwachsenenleben dann möglicherweise aktiviert, wenn Lea einem diesen Stimuli ähnlichen Stimulus begegnet. So zieht sich das erwachsen gewordene Kind Lea in einer romantischen Beziehung beim kleinsten Zeichen von vermeintlicher Zurückweisung zurück und geht aus dem Kontakt.

Jeffrey Young postulierte ursprünglich 18 verschiedene Schemata, die sich fünf psychischen Grundbedürfnissen (Sichere Bindung, Autonomie, Realistische Grenzen, Freiheit im Ausdruck von Bedürfnissen und Emotionen, Spontaneität und Spiel) bzw. im Falle ihrer Frustration fünf korrespondierenden Schemadomänen (Abgetrenntheit und Ablehnung, Beeinträchtigung von Autonomie und Leistung, Beeinträchtigung im Umgang mit Grenzen, Fremdbezogenheit, übertriebene Wachsamkeit und Gehemmtheit) zuordnen lassen (Young et al. 2008). Die Zuordnung ist heuristisch gemeint und basiert eher auf klinischer Beobachtung als auf empirischer Forschung. Die Anzahl der Grundbedürfnisse und damit auch die Anzahl der verschiedenen Schemata und ihre qualitativen Unterschiede sind immer wieder Gegenstand von Debatten (z. B. Arntz et al. 2021; Bach et al. 2018) und Versuchen, eine einheitliche und mit etablierten Ansätzen kompatible theoretische Basis zu finden (z. B. Lazarus et al. 2020; Roediger 2016). Sicher ist, dass die Schematherapie sich als Weiterentwicklung des kognitiv-verhaltenstherapeutischen Ansatzes versteht, mit beiden Beinen auf neurobiologischem Boden stehen will und sowohl in der Entstehung als auch in der Behandlung psychischer Störungen größten Wert auf psychische Grundbedürfnisse, Emotionen und zwischenmenschliche Beziehungen legt. Die klassische Klientel der Schematherapeutinnen sind Patientinnen mit Persönlichkeitsstörungen und Depression, eigentlich versteht sich die Schematherapie jedoch als transdiagnostischer Ansatz und dadurch auch als allgemeines Seelenmodell.

Um besser verstehen zu können, wie sich ein aktiviertes maladaptives Schema im Hier und Jetzt darstellt, wurde das Modusmodell entwickelt, ebenso heuristisch gemeint wie die Schemata (Young et al. 2008). Modi beschreiben dynamische, mehr oder weniger voneinander dissoziierte Zustände, die verschiedene psychische Funktionen erfüllen. Die kontextuelle Schematherapie nimmt ein dimensionales Modell der Modi an, wobei sich die Bewältigungsmodi auf der sichtbaren Ebene abspielen,

---

2 Videos des »Still-face-Experiments« von Edward Tronick [2007] sind im Internet verfügbar und zeigen anschaulich diese Prozesse, z. B. unter www.youtube.com/watch?v=apzXGEbZht0.

während im Hintergrund als treibende Kräfte Kritiker und Kind aktiv sind (Roediger et al. 2018).

Grundsätzlich unterscheidet die klassische Schematherapie vier Kategorien von Modi, die wiederum eigene Unterkategorien haben (→Tab. 2-1):

Modusklasse	Ausprägungen	Funktion
Elternmodi (»Innerer Kritiker«)	strafend (abwertend) Leistung fordernd (viel zu übertrieben, nicht abwertend gemeint)	automatische Kognitionen, introjizierte Regeln, Standards und Bewertungen, Glaubenssätze, meist auf das Kind und die Bewältigungsmodi bezogen, teilweise auch auf andere Menschen
Kind	einsam, verlassen, dependent, ärgerlich, wütend, impulsiv, undiszipliniert, glücklich	Erleben von Emotionen, Bedürfnissen, Impulsen und damit verbundenen Verhaltensweisen
Bewältigung	Unterwerfung (sich dem Schema unterwerfen, sich so verhalten, als wäre es wahr, »ich bin ja wirklich total unwichtig«) Vermeidung aller Stimuli, die das Schema aktivieren Überkompensation (sich so verhalten, als wäre das Gegenteil des Schemas wahr, »ich bin die Wichtigste«)	homöostatische Regulation der durch die Elternmodi ausgelösten Erregungszustände des Kindes
Gesunde Erwachsene		erwachsene Funktionen, langfristig hilfreicher Umgang mit Schemata und anderen Modi, angemessene Gestaltung von Arbeit, Beziehungen, Sexualität, Freizeit, Interessen, Gesundheit

Tab. 2-1: Schematherapeutische Modi und ihre Funktionen (mod. nach Jacob und Arntz 2015, S. 46 ff.)

FALLBEISPIEL Stuhldialog

Lea ist mittlerweile erwachsen. Ihre Schematherapeutin bespricht mit ihr, ob das Schema »emotionale Entbehrung« (Schemadomäne »Abgetrenntheit und Ablehnung«, Grundbedürfnis »Sichere Bindung«) zu ihrem Erleben passen könnte. Lea fühlt sich von niemandem geliebt, obwohl sie verschiedene, in den Augen der Therapeutin hilfreiche und positive Beziehungen zu Freundinnen und einem Partner führt.
In einem Stuhldialog bearbeiten sie gemeinsam eine Situation aus Leas Alltag, in der sie sich wieder einmal von ihrem Partner zurückgezogen habe.
Auf dem Stuhl des »Kritikers« bekommt Lea Zugang zu den automatischen Bewer-

tungen, die zum Schema gehören. »Du bist niemandem wichtig. Keiner liebt dich«, sagt sie aus der Position des Kritikers zum Kind. Die Therapeutin bittet sie, auf den Stuhl des Kindes zu wechseln. Dort spürt Lea die Einsamkeit und Traurigkeit aus ihrer Kindheit, ausgelöst durch die Bewertungen des Kritikers. »Was ist dein Impuls, was möchtest du jetzt am liebsten tun?«, fragt die Therapeutin. Lea will am liebsten den Therapieraum verlassen. »Das ist der Bewältigungsmodus, der dir auch damals schon geholfen hat«, sagt die Therapeutin und bittet Lea, auf einem Stuhl, der zwischen Kritiker und Kind steht, Platz zu nehmen. »Wie fühlt es sich da an?«, fragt sie. »Ganz okay, eigentlich«, antwortet Lea, »ich fühle nicht wirklich etwas.« Die Therapeutin stellt dem Kindstuhl einen weiteren Stuhl an die Seite, den der Gesunden Erwachsenen.
Mit Unterstützung der Therapeutin konfrontiert Lea den Kritiker, distanziert sich von ihm, kümmert sich um die Bedürfnisses des Kindes und erarbeitet Möglichkeiten, dieses neue Muster auch im Alltag umzusetzen.

HINWEIS

Im Verlauf des Buches verwende ich der Übersicht und Einfachheit halber die Termini **Kritiker** für die Elternmodi, **Kind** für alle mit unangenehmen Gefühlen und Impulsen assoziierten Kindmodi und **Bewältigungsmodus** für alle seine Unterformen. Es bleibt der Therapeutin überlassen, die Interventionen an die individuelle Situation der Patientin anzupassen.

Ziel einer Schematherapie ist üblicherweise die Stärkung der Gesunden Erwachsenen, die zunehmend die stabilisierende Rolle des Teufelskreises aus Elternmodus, Kindmodus und Bewältigung ablösen und durch langfristig hilfreiches und bedürfnisorientiertes Verhalten ersetzen soll. Dazu stehen vor allem emotionsaktivierende, kognitive und verhaltensbezogene Interventionen zur Verfügung. Besonders für die Schematherapie ist zudem die Gestaltung der Therapiebeziehung im Sinne einer begrenzten Nachbeelterung. Die Therapeutin fokussiert sich dabei in ihrem Umgang mit der Patientin auf die unbefriedigten Grundbedürfnisse und versucht, diese in der Beziehung zu befriedigen. Probleme, die in Beziehungen entstanden sind, lassen sich am besten in einer Beziehung verändern.

3 Innere Prozesse – Akzeptanz- und Commitment-Therapie (ACT)

An dieser Stelle wird vor allem auf die hinter der Akzeptanz- und Commitment-Therapie (ACT) stehende funktional-kontextuelle Philosophie eingegangen, die sich in den später beschriebenen sechs Kernprozessen manifestiert (→Kap. 5). Die »Bezugsrahmentheorie« (»Relational Frame Theory« [RFT]) beschreibe ich nur oberflächlich, da eine ausführliche Darstellung den Rahmen dieses Kapitels sprengen würde und Hayes et al. (2014) sie auch besser erklären können.

Der *funktional-kontextuelle Ansatz* grenzt sich bewusst und deutlich von dem ab, was in der ACT als wissenschaftsphilosophischer Mainstream bezeichnet wird. In diesem Mainstream geht es darum, die Welt in Einzelteile zu zerlegen, diese zu benennen und zu verstehen, welche Mechanismen sie verbinden. Das Ziel ist, die Welt korrekt abzubilden sowie Sicherheit und Klarheit über die eigenen Annahmen zu erlangen. Dieses Denken ist tief in unserer (westlichen) Gesellschaft verankert und führt dazu, dass Patientinnen in die Therapie kommen und beispielsweise fest davon überzeugt sind, »ein schlechter Mensch« zu sein und viele Alltagsbeispiele und Begründungen dafür angeben. Hängt die Therapeutin dann auch diesem Mainstream an, wird sie versuchen, die Patientin dazu zu bringen, einmal logisch auf die Sache zu blicken und eine Neubewertung vorzunehmen. Wahrheit bedeutet hier, inwieweit sich Wörter und Realität decken. Ein Ansatz also, der kognitiven Verhaltenstherapeutinnen wohlbekannt ist. Dabei geraten beide nur zu leicht in einen Kampf der Wahrheiten, die trotz der Postulate des Mainstreams subjektiv bleiben.

Der *funktionale Kontextualismus* dagegen betrachtet Verhalten als untrennbar von dem Kontext, in dem es stattfindet. Kontext meint dabei einen Strom von Ereignissen, der sich auf das Verhalten auswirkt wie der behavioristische Stimulus auf die auf ihn folgende Reaktion. Der Kontext organisiert dadurch das Verhalten. Dabei dürfen wir uns unter Kontext keine konkreten Objekte vorstellen, sondern eine Vorgeschichte (d. h. dem Ereignis vorausgehend) und einen situationellen Kontext, in dem das Verhalten stattfindet. Stellen wir uns das Ereignis »Nudeln kochen« vor. Die proximale Geschichte vor dem Ereignis besteht darin, dass Sie Hunger haben und nur noch Nudeln im Schrank liegen. Der situationelle Kontext ändert sich mit jedem Moment (»Ich gehe zur Schublade, um einen Topf zu holen. Mit dem Topf gehe ich zum Wasserhahn, um ihn mit Wasser zu füllen. Ich gehe mit dem vollen Topf zum Herd und stelle ihn auf eine Platte, um das Wasser zu erhitzen ...«). Das Ereignis »Nudeln kochen« beinhaltet also einen Ausgangspunkt, einen Zielpunkt, einen Grund für das Verhalten und einen zu erfüllenden Zweck. Das einzige, was ACT-Therapeutinnen am Verhalten wirklich interessiert, ist, ob es erfolgreich war. Mit »erfolgreich« meinen sie, dass ein Verhalten zu dem vorbestimmten Ziel geführt hat. Das ist auch ihre Wahrheit; sie wird nicht durch Worte und deren Verhältnis zur Realität definiert, sondern ist das, was funktioniert. Warum es funktioniert, interessiert sie allerdings weniger, denn allgemeine Aussagen über »das Wesen der Dinge« oder »die Realität« betrachten sie als hinderlich auf dem Weg zu zweckmäßigem und pragmatischem Verhalten (deswegen ist ACT auch unvereinbar mit kognitiver Umstrukturierung). Wir können nicht wissen, wie die Dinge wirklich sind, sondern erleben Ereignis auf Ereignis, in dem es sich hilfreich und werteorientiert zu verhalten gilt.

Die *Bezugsrahmentheorie* postuliert, dass Menschen mittels Sprache lernen, willkürliche, vom Kontext bestimmte Beziehungen zwischen Objekten herzustellen. Sie lernen dadurch, entsprechende Antworten auf Reize zu geben, auch wenn diese vorher nicht in einer Beziehung standen, und erleben diese Antworten als verstärkend. So lernt beispielsweise ein Kind, das immer wieder in seiner Autonomie behindert wird, dass es selbst zu nichts in der Lage ist. Dies könnte die Form des Kritikers annehmen. Durch die Introjizierung der Botschaft der Bezugspersonen wird das Erlebte als versprachlichte Regel abgespeichert und das Kind lernt, sich selbst als Versager zu beschreiben und entsprechend zu verhalten. Dieses Verhalten dient dann als Verstärker für die neue Assoziation und die Regel. Ob das Kind in Wahrheit ein Versager ist oder nicht, spielt dabei keine Rolle. Im Modusmodell begegnen uns solche gelernten Verbindungen an jeder Ecke, eigentlich ist der Teufelskreis aus Kritiker, Kind und Bewältigung solch eine gelernte Assoziation, die gelernten Regeln und Bewertungen folgt.

Für die *Schematherapie* sind diese Ideen in mehrerlei Hinsicht hilfreich. Wir bekommen dadurch einen neuen Blick auf das Verhalten der Patientinnen, der uns helfen kann, besser zu reagieren. Zum Beispiel würde in einer ACT niemals der Kritiker entmachtet werden, weil es völlig egal ist, was er redet – er ist einfach kein hilfreicher Modus. Die mittels Sprache hergestellten Verbindungen zwischen der Patientin und negativen Bewertungen sind aus dem Blickwinkel der ACT eben nicht mehr als das: Sprache, mit der vorsichtig umgegangen werden sollte. Jede Therapeutin weiß, wie mühsam es ist, Patientinnen davon zu überzeugen, dass sie doch wertvoll und wichtig seien; viele Patientinnen nehmen an, sie könnten erst gut mit sich umgehen, wenn sie sich selbst als wertvoll erleben.

All das sind Probleme, die in einer ACT nicht auftauchen. Weiterhin lenkt die ACT unseren Fokus auf Ereignisse, also Verhalten in Kontexten. Aktivierte Schemata sind Ereignisse im Sinne der ACT, die eine Vorgeschichte und situationelle Faktoren beinhalten, die wiederum Kritiker, Kind und Bewältigung organisieren. Schemata und äußere Trigger stellen Kontexte dar, in denen das dysfunktionale Verhalten erfolgreich und zweckmäßig ist, da es den Patientinnen meist um Erlebensvermeidung geht. Es ist jedoch in keiner Weise zweckmäßig in Bezug auf die Bedürfnisse und Werte der Patientin. So kann uns die ACT im Kampf gegen die Schemata entlasten. Sie erinnert uns daran, nicht nur Vermeidungsziele zu verfolgen, sondern die meiste Energie in Annäherungsziele zu stecken. Vielleicht geht es nicht immer um den Inhalt von Gedanken, Aussagen und Gefühlen, sondern auch darum, wie hilfreich sie für die Patientin bei der Realisierung ihrer Werte sind. Nicht zuletzt unterstreicht die ACT die Wichtigkeit der Gesunden Erwachsenen als therapeutisches Agens. Die Gesunde Erwachsene kann die willkürlichen sprachlichen Verbindungen lösen, eine distanzierte Haltung zu Sprache lernen, Kontexte aufsuchen, die ihr Verhalten nicht im Sinne einer Vertiefung der Schemata organisieren, und verstehen, dass sie selbst ein Kontext ist und den anderen Modi wie auf einer Bühne beim Auf- und Abtreten zusehen kann. Die ACT betrachtet konzeptualisierte Selbstbeschreibungen wie »ich bin im Kindmodus« als rigide und nicht hilfreich und schlägt statt emotionaler Versorgung Übungen zum Selbst-als-Kontext vor. Die sechs Kernprozesse der ACT, in denen der funktionale Kontextualismus und die Bezugsrahmentheorie ihre klinisch-praktische Anwendung finden, geben der Gesunden Erwachsenen konkrete Werkzeuge an die Hand. Mit diesen Werkzeugen kann sie sich eine eigene Wahrheit erarbeiten, die darauf basiert, wie erfolgreich sie sich um ihre Bedürfnisse kümmert, und nicht, ob der Kritiker recht hat oder nicht.

4 Die Reaktionsdimensionen der Akzeptanz- und Commitment-Therapie

Es ist nicht leicht, den Überblick über die ACT-Prozesse zu behalten. Sie überschneiden sich, setzen einander voraus und bringen einander hervor. Hinzu kommt, dass verschiedene Arbeitsgruppen unterschiedliche Begriffe für dieselben Prozesse verwenden (ich halte mich an Hayes et al. 2014). Auch gibt es in der ACT keine eindeutigen Annahmen darüber, welche Prozesse wann in der Therapie adressiert werden sollten. Stattdessen werden üblicherweise in den meisten Sitzungen verschiedene Prozesse thematisiert (Wengenroth 2012). Versuche, eine für den therapeutischen Ablauf nützliche Struktur in die Prozesse zu bringen, brachten verschiedene Ergebnisse (Luoma et al. 2009).

Der klassische, im Standardwerk der ACT (Hayes et al. 2014) vorgeschlagene Ansatz gibt jedoch einen Weg vor, der sehr dem Ablauf einer schematherapeutischen Intervention gleicht (→ Abb. 4-1):

- Selbst-als-Kontext
- Achtsamkeit
- Akzeptanz
- Defusion
- Werte
- engagiertes Handeln

Die Prozesse werden dabei in drei Reaktionsdimensionen der psychischen Flexibilität eingeteilt:

- zentriert
- offen
- engagiert

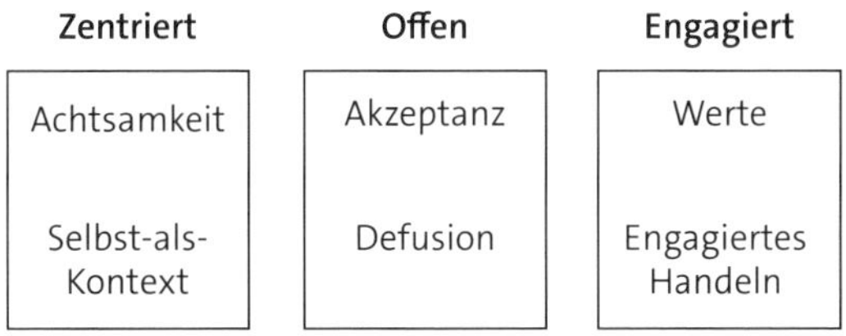

Abb. 4-1: Die drei Reaktionsdimensionen psychischer Flexibilität.

Die zentrierten Prozesse sind Eigenschaften der Gesunden Erwachsenen. Sie übt Achtsamkeit für den aktuellen Augenblick und versteht sich selbst als Kontext, in dem sie verschiedene Modi beobachten kann. Die Zentrierung erlaubt die Öffnung für das innere Erleben, die durch Defusion von den Botschaften des Kritikers und Akzeptanz für das Leid des Verletzlichen Kindes (bzw. den Ärger des Ärgerlichen Kindes und die Impulse des Impulsiven Kindes) geschieht. Diese Öffnung wiederum ermöglicht die Besinnung auf Werte und Bedürfnisse und mobilisiert Energie für engagiertes Handeln.

Das Zusammenspiel dieser drei Reaktionsdimensionen zeigt einige Parallelen mit dem Basisskript von schematherapeutischen Stuhldialogen und Imaginationen sowie dem Schema-Modus-Memo:

- Wahrnehmen des aktivierten Schemas und der Modi
- Anerkennen der Gefühle und Bedürfnisse des Kindes
- Entmachtung des Kritikers
- Versorgung des Kindes

Oder noch kürzer: wahrnehmen, was da ist, und sich hilfreich verhalten.

Betrachtet man die pathogenen Entsprechungen der Prozesse und setzt sie wie in Abbildung 4-1 zusammen, ergibt sich wiederum ein Bild, das einer Schemaaktivierung im Alltag und damit zusammenhängender Bewältigungsversuche gleicht (→ Abb. 4-2). Wir nennen die Reaktionsebenen der psychischen Inflexibilität hier »nicht zentriert«, »nicht offen« und »nicht engagiert«.

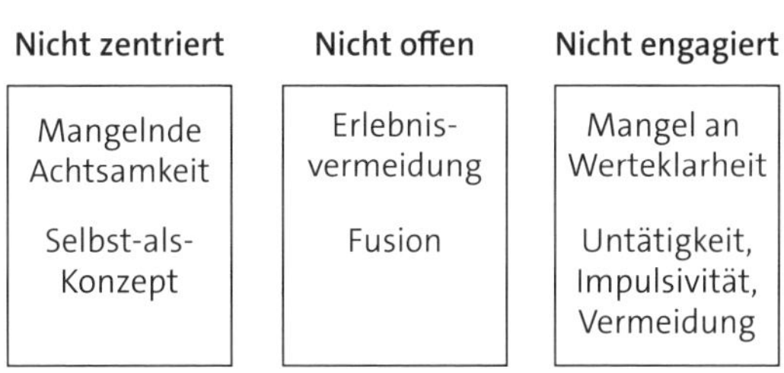

Abb. 4-2: Reaktionsdimensionen psychischer Inflexibilität.

Kehren wir die Idee, dass der Gesunden Erwachsenen alle Fähigkeiten der psychischen Flexibilität zur Verfügung stehen, um, ergibt sich nicht etwa eine *gestörte* Erwachsene, sondern eine Gesunde Erwachsene mit großem Lernbedarf und aktiven Schemata oder eine Gesunde Erwachsene »mit weniger Stärke und Wirkkraft« (Young et al. 2008, S. 78), die noch nicht weiß, wie sie mit den anderen Modi umgehen soll und von ihnen überwältigt wird. Häufig fällt es Patientinnen schwer, Kontakt zur Gesunden Erwachsenen aufzunehmen und eine Vorstellung davon zu entwickeln, wie man auf hilfreiche Art mit sich selbst umgehen könnte. Trotzdem sind diese Anlagen immer da. Schon die Entscheidung, eine Therapie zu beginnen, entspringt der Gesunden Erwachsenen. Manchmal haben Patientinnen auch ein theoretisches Menschenbild (»alle Menschen sind wertvoll«), es gelingt ihnen jedoch wegen der Fusion mit dem Kritiker nicht, dieses auch auf sich selbst anzuwenden.

Die Gesunde Erwachsene ist also da, man hat ihr bloß nicht beigebracht, sich selbst zu erleben und gut um das Kind zu kümmern. Ein hilfreiches Bild dafür ist eine Pflanze, deren Samen vielleicht noch in der Erde schlummert oder die gerade erst ausgeschlagen hat, die wir im Therapieverlauf gießen, düngen und wachsen lassen wollen.

5 ACT-Prozesse im Modusmodell

5.1 Theoretischer Hintergrund

Die theoretische Beschreibung der ACT-Prozesse stützt sich auf das Grundlagenwerk von Hayes et al. (2014). Die *nicht zentrierten Prozesse* bilden die Basis der Schwierigkeiten der Gesunden Erwachsenen: mangelnde Achtsamkeit (auch als mentale Dominanz von Vergangenheit und Zukunft beschrieben) und das Selbst-als-Konzept (»Ich bin einer, der …«). Wir nennen diese Prozesse »nicht zentriert«, weil sie eine Ausbreitung des Erlebens in nicht gegenwärtige Zeiten und Räume darstellen und statt eines zentralen Beobachter-Ichs eine Zerstückelung des Ichs in einzelne, starre und teils widersprüchliche Konzepte beinhalten.

Mangelnde Achtsamkeit und Selbst-als-Konzept sind damit Prozesse, welche die Gesunde Erwachsene in Beziehung zu sich selbst erlebt und die *nicht offene Beziehung* mit Kritiker und Kind bedingt. Die Beziehung ist nicht offen, weil die Fusion keine Alternativen zu den Botschaften des Kritikers zulässt und das Kind somit diese Botschaften glauben muss, während die Erlebensvermeidung den Drang darstellt, den Kontakt zu diesem schmerzvollen emotionalen Erleben des Kindes zu trennen.

Die *nicht engagierten Prozesse* des Mangels an Werteklarheit und des Abrutschens in Untätigkeit, Impulsivität oder des Verharrens in Vermeidung prägen die Beziehung der Gesunden Erwachsenen mit dem Bewältigungsmodus, der die einzige Regulationsmöglichkeit angesichts der anderen Prozesse darstellt. Die Bewältigung ist dabei nicht engagiert, da sie spontan, nicht werte- oder bedürfnisgeleitet, auf kurzfristige Gewinne aus und langfristig nicht hilfreich ist. Werteunklarheit, also gar nicht zu wissen, wie man eigentlich sich selbst und dem Leben begegnen will, erhöht die Wahrscheinlichkeit, in die Bewältigung abzurutschen.

Legen wir diese drei Reaktionsebenen über ein Modusmodell, ergibt sich ein Störungsmodell, das sowohl innere Entitäten als auch innere Prozesse enthält und unmittelbar Auskunft über die Aufrechterhaltung von Symptomen gibt (→ Abb. 5-1).

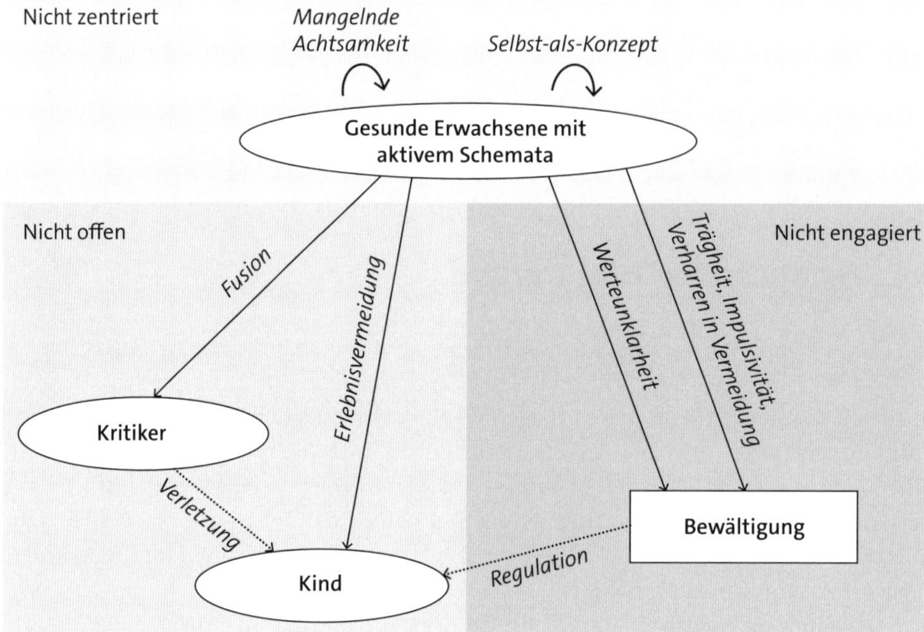

Abb. 5-1: Pathogene ACT-Prozesse im Modusmodell.
Durchgezogene Pfeile zeigen ACT-Prozesse an, gepunktete Pfeile stellen Schematherapie-Prozesse dar.

Dieses Störungsmodell betont die Rolle des wenig entwickelten, psychisch inflexiblen Gesunden Erwachsenen für die Aufrechterhaltung der Verhaltensmuster. Während der Wille zur Veränderung da ist, fehlen ihm schlicht die Mittel zum hilfreichen Umgang mit den anderen Modi.

Die salutogenen Prozesse der ACT werden durch die Umkehrung der oben beschriebenen pathogenen Prozesse initiiert. Die gesunde Erwachsene ist psychisch flexibel, zentriert, offen und engagiert. Analog zu Abbildung 4-2 sind diese Prozesse in Abbildung 5-2 im Modusmodell dargestellt.

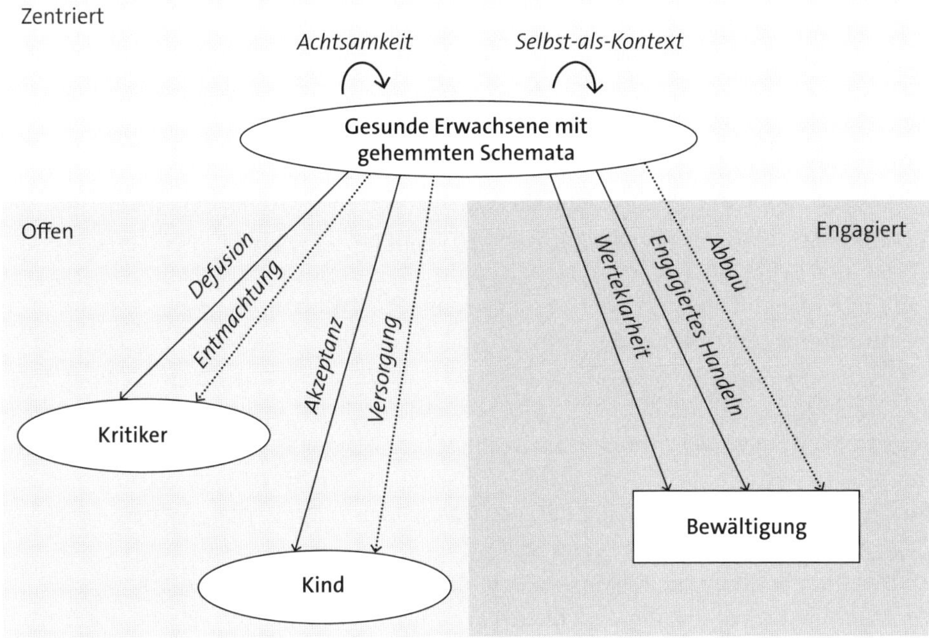

Abb. 5-2: Salutogene ACT-Prozesse im Modusmodell.
Durchgezogene Pfeile zeigen ACT-Prozesse an, gepunktete Pfeile stellen Schematherapie-Prozesse dar.

5.2 Praktische Umsetzung

Zwei Bücher dienten mir als Hauptquellen für die Übungen und Metaphern: »Therapie-Tools Akzeptanz- und Commitmenttherapie (ACT)« von Matthias Wengenroth sowie »Metaphern und Übungen für die ACT-Arbeit« von Jill A. Stoddard und Niloofar Afari. Gelegentlich findet sich auch eine andere Quelle unter einer Übung.

ACT versteht sich als eine Open-Source-Therapie. Das bedeutet, dass Interessierte Übungen und Metaphern vorschlagen und verbreiten können, solange sie die intendierten Prozesse korrekt und sauber targetieren. So ist mein Verstand der Urheber eines Teils der Übungen in diesem Buch.

Die Instruktionen in den folgenden Kapiteln sind nur Vorschläge und sollen eine inhaltliche Richtung vorgeben. Selbstverständlich können und sollen Sie davon abweichen, Fragen diskutieren, die nicht vorgeschlagen wurden, und alles aufgreifen, was die Patientin selbst einbringt. Ganz konform mit den therapeutischen Haltungen von ACT und Schematherapie sind Sie auch eingeladen, Ihre eigenen Erfahrungen mit den ACT-pathogenen und salutogenen Prozessen zu teilen.

5.3 Die Gesunde Erwachsene

5.3.1 Mangelnde Achtsamkeit versus Achtsamkeit

Theorie

In der ACT wird mangelnde Achtsamkeit auch als *Problemlösemodus* beschrieben. Die Probleme können aktivierte Schemata sein, die sich wie Filter zwischen das Hier und Jetzt und das innere Erleben legen. Wir sind gefangen im Wiedererleben vergangener, oft traumatischer Situationen, verstricken uns in Befürchtungen über die Zukunft und simulieren mental nie geschehene Szenarien und Situationen. In diesem Zustand ist es fast unmöglich, flexibel auf die Anforderungen des Hier und Jetzt zu reagieren. Unser Denken, Fühlen und Handeln richtet sich stattdessen an den mentalen Simulationen aus, wird rigide und wenig hilfreich. Flashbacks und Schemaaktivierungen sind stärkere Ausprägungen der Abwesenheit vom gegenwärtigen Augenblick. Wer schon einmal eine Haltestelle verpasst hat, weil er in sein Handy gestarrt und wegen der Musik im Ohr die Ansage nicht gehört hat, versteht jedoch schnell, wie gegenwärtig Nicht-Gegenwärtigkeit in unserem Leben ist.

Der Problemlösemodus ist eigentlich eine wichtige evolutionäre Errungenschaft der Menschen, da er uns ermöglicht, aus der Vergangenheit zu lernen und mit diesem Wissen eine vermeintlich vorteilhafte Zukunft zu gestalten. So wurden beispielsweise nach dem Untergang der Titanic die vorgeschriebene Zahl an Rettungsbooten auf Schiffen deutlich erhöht, Sicherheitsprotokolle formuliert, das Personal besser für den Notfall geschult und die maritime Rechtsprechung verändert. Im Falle eines maladaptiven Schemas, das aus der chronischen und massiven Frustration von Grundbedürfnissen in der Kindheit entstanden ist, ist die Lektion aus der Vergangenheit jedoch derart, dass sie zu katastrophisierenden Befürchtungen über die Zukunft führt und das Problemlösen aus dysfunktionaler Schemabewältigung besteht, die entweder die Eintretenswahrscheinlichkeit befürchteter Bedürfnisfrustrationen verringern oder die aktuell empfundene Frustration dämpfen soll. Eine paradoxe Eigenschaft des Wiedererlebens traumatischer Ereignisse ist, dass die Ereignisse selbst längst vorbei sind, das Erleben aber eine sich heftig aufdrängende Gegenwärtigkeit darstellt, der wir uns nur schwer entziehen können (»Aber ich fühle es doch!«). Dabei bleibt wenig Raum für die Anforderungen des gegenwärtigen Augenblicks, obwohl die Dinge immer nur in der Gegenwart passieren.

Als Schaltstelle, an welcher der Ausstieg aus der Gegenwart passiert, identifiziert die ACT unseren *Verstand*. Der Verstand denkt nach, und zwar am liebsten über Zusammenhänge: Warum passiert etwas? Was würde passieren, wenn du jetzt das oder das machst? Was ist das? Was könntest du noch tun? Was bedeutet das? Der Verstand produziert also einen ununterbrochenen Strom an Gedanken, die sich über den gegenwärtigen Augenblick legen. *Denken und Sprechen* werden in der ACT als grundsätzlich gefährliche Tätigkeiten betrachtet, da sie uns immer vom Hier und Jetzt entfernen. In der Schematherapie kommt der Kritiker dem selbstabwertenden Aspekt des Verstandes gleich, also dem Teil, der Assoziationen zwischen uns und negativen Eigenschaften herstellt.

FALLBEISPIEL

In seiner Arbeit als Einzelhandelskaufmann in einem Baumarkt bekommt Leon immer wieder Probleme mit seiner Vorgesetzten, weil er Aufgaben unzuverlässig und langsam ausführt oder Aufträge vergisst. Er berichtet, dass er bei der Arbeit so von dem Gedanken abgelenkt sei, etwas falsch zu machen, dass er sich gar nicht mehr konzentrieren könne. Er befürchte dann, von der Chefin bloßgestellt und vielleicht sogar gekündigt zu werden. Diese Befürchtung löse so große Angst aus, dass er entweder sehr lange brauche, um alles bloß richtig zu machen, oder anfange, schludrig zu arbeiten, um schnell der unangenehmen Situation zu entkommen.

Ohne *Achtsamkeit* für den gegenwärtigen Augenblick können weder Akzeptanz- noch Defusionsprozesse aktiviert werden. Wir merken dann gar nicht, dass wir mit dem Kritiker fusioniert sind und die daraus entstandene Verletzung des Kindes nicht spüren wollen. In diesem Zustand ist dann auch kein wertegeleitetes, engagiertes Handeln möglich. So tappen wir immer wieder in unsere persönlichen Lebensfallen.

Achtsamkeit im Sinne der ACT bedeutet, sich fokussiert, bewusst und flexibel auf das Hier und Jetzt einzulassen. Dabei sind Wahrnehmung und Handeln nicht von der Kontrollagenda oder dem Problemlösemodus geleitet, die uns unflexibel und rigide machen. Dadurch bleiben wir anpassungsfähig in einer fließenden und dynamischen Welt. Achtsamkeit erlaubt es uns, im Moment einer Schemaaktivierung zu bemerken, dass das Schema aktiviert ist und uns in seine Welt zieht. Das bedeutet auch, sich der Kritiker-Botschaft und des emotionalen Leids des Kindes gewahr zu werden und zu merken, wie wir automatisch in einen Bewältigungsmodus rutschen.

Eine große Bedrohung für die Achtsamkeit ist *Sprache*, da sie sehr einfach ein anderes Hier und Jetzt simulieren kann, in dem wir uns verlieren, beispielsweise durch die Botschaften des Kritikers. Diese Simulationen erhalten durch die herausragende Bedeutung von Sprache für unseren Zugang zur Welt eine besondere Dringlichkeit und Wichtigkeit, die häufig stärker sind als die der aktuellen Situation. Nicht umsonst ist es ein wichtiger Teil einer Schematherapie, einen hilfreichen Umgang mit dem Kritiker zu finden, da er häufig die Brücke zwischen realem Hier und Jetzt und Schemaaktivierung darstellt. Der erste Schritt dabei ist, den Kritiker aus der Versenkung der Automatisierung zu holen, denn ohne den Kritiker wahrzunehmen, wenn er aktiv ist, können wir uns weder von ihm distanzieren noch ihn entmachten.

Diese Achtsamkeit für das automatische Wechseln durch die Modi wird idealerweise über den gesamten Therapieverlauf geübt. Jedes Mal, wenn es der Patientin gelingt, ihre Aufmerksamkeit aus der Welt des Schemas zurück in das Hier und Jetzt zu holen, beispielsweise durch eine Atemübung, werden das neuronale Muster des Schemas gehemmt und die Achtsamkeit gestärkt, wie ein Muskel bei einem Klimmzug. Die Achtsamkeit wird damit zur Basis aller folgenden Prozesse und Interventionen.

FALLBEISPIEL

Leon hat in den letzten Wochen stark an seiner Achtsamkeit für den gegenwärtigen Augenblick gearbeitet. Er nimmt nun deutlich den Kritiker wahr, der besonders während der Arbeit immer wieder zu ihm sagt, er sei ein Versager und würde alles falsch machen. Leon spürt dann auch die Angst, tatsächlich einen Fehler zu machen und gekündigt zu werden. Es gelingt ihm nun immer besser, dann nicht ins Grübeln zu verfallen, sondern seine Aufmerksamkeit auf das Hier und Jetzt zu legen, indem er seine Achtsamkeit auf seinen Atem lenkt oder sich laut vorsagt, was er gerade sehen und hören kann. Auch wenn diese Übungen immer wieder einige Minuten dauern, macht er weniger Fehler und erledigt seine Aufgaben schneller als früher.

Achtsamkeit wird in einer ACT-basierten Therapie realisiert, indem die Therapeutin den Fokus der Patientin immer wieder auf ihre Gefühle, Gedanken und körperlichen Empfindungen im Hier und Jetzt lenkt (Wengenroth 2012). Die Patientin soll dabei die Rolle einer Betrachterin einnehmen und alles, was sie wahrnimmt, wertungsfrei beschreiben, ohne dabei in einen Problemlösemodus zu wechseln. Dazu ist es hilfreich, wie durch eine Zeitlupe auf das Geschehen zu blicken. Patientinnen tendieren dazu, therapeutisch relevante Informationen nur kurz zu streifen, um dann schnell zu weniger schmerzhaften Themen zu wechseln. Hier muss die Therapeutin gut aufpassen, das Tempo herausnehmen und den Fokus auf das Unangenehme lenken. Besonders hilfreich wird dieses Vorgehen, wenn die Schemata der Patientin in der Sitzung aktiviert sind und sich im therapeutischen Prozess, beispielsweise während eines Stuhldialogs, und in der therapeutischen Beziehung manifestieren.

Praxis

Die folgenden Informationen, Übungen und Metaphern sollen der Patientin helfen, den Modus der Gesunden Erwachsenen zu aktivieren und Achtsamkeit für den gegenwärtigen Augenblick, ihr inneres Erleben und ihr Verhalten zu üben. Dies ist die Voraussetzung, um sich die Kritiker-Botschaften zu vergegenwärtigen, Kontakt mit dem Kind aufzunehmen und bewusst wertegeleitete und engagierte Handlungsoptionen zu wählen. Die Formulierungen sind Vorschläge und sollten selbstverständlich an die gemeinsame Sprache von Therapeutin und Patientin angepasst werden. Auch gibt es bei Imaginationen keine Tempoangaben oder Platzhalter für Pausen. Der Rhythmus der Übungen hängt vom gegenwärtigen Augenblick in der Therapie ab. Manchmal sind in den Instruktionen Fragen an die Patientin oder Aufforderungen formuliert, etwas zu beschreiben. Sie können gemeinsam überlegen, ob die Patientin dies im Stillen für sich macht oder laut äußert. Nach den Übungen können Therapeutin und Patientin über ihr Erleben sowie die Implikationen für den Alltag und die Therapie reflektieren.

ACT-typisch sprechen die nachfolgend beschriebenen Interventionen nicht nur Achtsamkeit an, sondern oft auch andere Prozesse, vor allem Defusion (→ Kap. 5.4.1), Akzeptanz (→ Kap. 5.4.2) und Selbst-als-Kontext (→ Kap. 5.3.2). Hauptprozess und Vehikel für die therapeutische Veränderung ist jedoch die Achtsamkeit.

MERKE Die achtsame Gesunde Erwachsene ...

- nimmt ihre Schemata und Modi wahr, bewertet sie nicht und nimmt sie zunächst so an, wie sie sind.
- beobachtet, wie einzelne Modi aktiv werden und sich ihr Erleben dadurch ändert.
- bleibt im Kontakt mit dem gegenwärtigen Moment, wenn ihre dysfunktionalen Schemata aktiviert sind.
- reagiert nicht überhastet und panisch, um unangenehmes Erleben zu bewältigen.
- versteht, dass Achtsamkeit geübt werden muss, und die Fähigkeit, den Fokus auf das Hier und Jetzt zu legen, wie ein Muskel erschlafft, wenn nicht konstant trainiert wird.
- begreift Achtsamkeit als Weg zu Selbsterkenntnis und einer hilfreichen Beziehung mit sich selbst.
- übt, Gedanken, Gefühle und Impulse zu haben, diese jedoch nicht zu sein.

ANLEITUNG FÜR DIE THERAPEUTIN

Training bei mangelnder Fähigkeit zur Achtsamkeit

Schemata und Modi mit Achtsamkeit zu begegnen, erfordert gewisse Fähigkeiten. Zumal die Patientin nun auf einmal bewusst auf genau das achten soll, was sie sonst nicht wahrnehmen möchte. Dazu kann es für die Patientin hilfreich sein, allgemeine Achtsamkeitsübungen durchzuführen, beispielsweise am Beginn jeder Sitzung oder zwischen den Sitzungen zu Hause. Möglicherweise gelingt es der Patientin anfangs auch nur für kurze Zeit, ihre Achtsamkeit aufrechtzuhalten. Für längere Phasen der Achtsamkeit ist wiederum Training notwendig. Dazu bieten sich folgende Übungen an:

- Progressive Muskelrelaxation
- achtsames Sehen, Hören, Schmecken, Riechen, Fühlen
- Genusstraining
- Body Scan
- Atem beobachten

ÜBUNGEN Schema-Inventur[3]

»Schließen Sie die Augen, lehnen Sie sich zurück und lenken Sie Ihre Aufmerksamkeit nach innen.

Welche Gedanken nehmen Sie wahr? Formulieren Sie diese Gedanken in Ihrem Kopf wie Sätze aus. Vielleicht können Sie sich vorstellen, dass Sie diese Sätze in eine Liste eintragen. Erster Gedanke, zweiter Gedanke, dritter Gedanke. Lassen Sie die Sätze einfach so stehen, auch wenn sie vom Kritiker kommen. Sie müssen nichts weiter damit tun. Richten Sie Ihre Aufmerksamkeit wie ein Scheinwerfer im Dunkeln auf den nächsten Gedanken und fügen ihn der Liste hinzu. – Schau an, hier kommt wieder ein Gedanke.

Nehmen Sie gerade ein Gefühl wahr? Wie könnte es heißen? Gibt es da noch andere Gefühle, die neben diesem Gefühl stehen? Vielleicht haben Sie mehrere Gefühle gleichzeitig. Vielleicht nehmen Sie das Kind dabei wahr. Ist es traurig, ängstlich, einsam, wütend, zufrieden, entspannt? Oder die Erwachsene. Wie geht es ihr? Erlauben Sie sich für diesen Augenblick jedes Gefühl und tragen Sie es auf der Liste ein. Wenn Sie möchten, beschreiben Sie noch von 1 bis 10 die Intensität der Gefühle.

Richten Sie nun Ihre Aufmerksamkeit auf Ihren Körper. Was fühlen Sie in Ihrem Körper? Welche Empfindungen nehmen Sie wahr? Wo spüren Sie etwas? Ist es ein Ziehen, ein Drücken, ein Brennen, ein Reißen? Enge, Weite, Beklemmung? Vielleicht spüren Sie einen Impuls, der Sie heftig dazu auffordert, etwas zu tun. Betrachten Sie diese Empfindungen und Impulse und tragen Sie sie auf der Liste ein. Auch hier können Sie die Intensität von 1 bis 10 beschreiben. Ist vielleicht ein Impuls eines Bewältigungsmodus dabei, dem Sie jetzt nachgehen möchten? Oder möchten Sie sich an der Nase kratzen, sich strecken oder aufstehen? Das dürfen Sie gerne jetzt tun. Wählen Sie dabei bewusst, was Sie machen möchten und wann, handeln Sie also nicht impulsiv.

Kommen Ihnen bei der Inventur Bilder in den Sinn? Erinnerungen, Filme, kurze Sequenzen? Schauen Sie sich die Bilder in Ruhe an, eines nach dem anderen. Lassen Sie die Bilder so, wie sie sind. Vielleicht können Sie die Bilder in ein Fotoalbum sortieren. Eines nach dem anderen wird dort abgelegt.

Fehlt noch etwas bei der Inventur? Wenn ja, schauen Sie es sich an und fügen Sie es der Liste hinzu. Kommen Sie dann in Ihrem Tempo zurück in den Raum und öffnen Sie die Augen.«

---

3 angelehnt an Wengenroth (2012)

ÜBUNGEN Modi beobachten und beschreiben

»Schließen Sie die Augen und werden Sie zur interessierten Beobachterin. In welchem Modus befinden Sie sich gerade? Wie alt fühlen Sie sich? Welche Gedanken gehören zu diesem Modus? Formulieren Sie diese Gedanken aus. Was fühlen Sie, wenn Sie diese Gedanken aussprechen? Fühlen Sie sich stark und mächtig? Oder verletzlich? Steigen Bilder und Erinnerungen dazu auf? Wo in Ihrem Körper nehmen Sie Veränderungen wahr? Gibt es einen Impuls, jetzt irgendetwas tun zu müssen? Nehmen Sie das alles als Beobachterin wahr, ohne einzugreifen. Erinnern Sie sich daran, dass Sie diesen Modus haben, jedoch nicht eins mit ihm sind.

Vielleicht nehmen Sie wahr, dass Sie nun in einen anderen Modus wechseln. Fragen Sie sich wieder, wie alt Sie sich fühlen. Gibt es Gedanken zu diesem Modus? Gefühle? Bilder? Körperempfindungen und Impulse? Beobachten Sie mit Neugierde diese Veränderungen. – Aha, ein Gedanke, ein Gefühl, ein Bild, ein Impuls.«

ÜBUNGEN Pendeln zwischen Atem und Schema[4]

Je nachdem, wie die Situation der Patientin ist, kann es hilfreich sein, vor der Durchführung dieser Übung festzulegen, wie Sie vorgehen sollten, wenn die Patientin zur Dissoziation neigt. Es kann helfen, die Übung im Stehen, auf einer Balancierscheibe, im Gehen oder unter anderer motorischer Betätigung durchzuführen.

»Schließen Sie die Augen und konzentrieren Sie sich auf Ihren Atem. Achten Sie einfach darauf, wie er ein- und ausströmt, ohne ihn zu verändern oder zu bewerten. Spüren Sie, wie beim Einatmen die Luft durch die Nase streicht, durch die Bronchien und in die Lungen. Nehmen Sie wahr, wie Ihr Bauch groß wird, wie sich Ihr Brustkorb hebt und mit ihm die Schultern. Beim Ausatmen achten Sie darauf, wie sich Ihr Bauch nach innen zieht, der Brustkorb fällt und die Schultern absinken. Die Luft strömt aus den Lungen, an den Bronchien vorbei durch die Nase nach draußen. Achten Sie auf die Geräusche, die durch das Atmen entstehen. Wenn Sie dabei mit Ihren Gedanken abschweifen, kommen Sie einfach wieder zurück zum Atem.

Lenken Sie nun bewusst Ihre Aufmerksamkeit weg vom Atem und hin zu dem aktivierten Schema und den Modi. Begeben Sie sich richtig hinein. Welche Probleme macht es Ihnen? Was ist so schwierig daran? Wo kommt es her? Welche anderen Leute haben damit zu tun? In welchen Modus kommen Sie dann? Was haben Sie schon alles versucht, um die Probleme loszuwerden? Was verändert sich in Ihrem Körper dabei? Welche Gedanken und Bilder kommen? Erlauben Sie allem, was da kommt, da zu sein.

Lösen Sie sich nun sanft vom Schema, sanft und fließend. Lenken Sie einfach den Scheinwerfer der Aufmerksamkeit wieder auf den Atem. Spüren Sie den Luftstrom, die Veränderungen in Bauch und Brust, die Geräusche und Gefühle beim Atmen. Wenn das Schema an Ihrer Aufmerksamkeit zieht, sagen Sie ihm, dass Sie später wieder Zeit dafür haben. Jetzt atmen Sie gerade bewusst. Ein und aus. Ein und aus. Ein und aus.

Lenken Sie nun die Aufmerksamkeit zurück zum Schema und den Modi. Fangen Sie wieder von vorne an. In welchem Modus sind Sie? Wo kommt es her? Wer hat noch damit zu tun? Was für Lösungsversuche haben Sie schon unternommen? Warum wird es nicht besser? Was könnten Sie anders machen?

Lassen Sie das Problem wieder los und kehren Sie zurück zum Atem.

Pendeln Sie noch einige Male in Ihrem Tempo hin und her. Seien Sie dabei sanft, behutsam, aufmerksam und liebevoll. Beobachten Sie, wie sich Ihre Wahrnehmungen verändern unter der Beobachtung. Achten Sie darauf, wie

4 angelehnt an Wengenroth (2012)

Sie sich fühlen, wenn Sie die Aufmerksamkeit auf das Schema richten, und wie es Ihnen geht, wenn Sie die Aufmerksamkeit auf den Atem richten. Kehren Sie ein letztes Mal zum Atem zurück. Spüren Sie den Luftstrom und die Veränderungen im Körper. Kommen Sie dann in Ihrem Tempo zurück in unseren Raum.«

ÜBUNGEN Den Kritiker beobachten[5]

Je nachdem, wie die Situation der Patientin ist, kann es hilfreich sein, vor der Durchführung dieser Übung festzulegen, wie Sie vorgehen sollten, wenn die Patientin zur Dissoziation neigt. Es kann helfen, die Übung im Stehen, auf einer Balancierscheibe, im Gehen oder unter anderer motorischer Betätigung durchzuführen.

»Schließen Sie die Augen und machen Sie es sich auf Ihrem Stuhl bequem. Atmen Sie ein paar Mal tief ein und aus. Lassen Sie sich Zeit, um in Ihrem Körper anzukommen und heimisch zu werden. Achten Sie darauf, wie Ihre Füße auf dem Boden stehen, Ihr Rücken an der Lehne liegt. Sie sind im gegenwärtigen Augenblick und Ihr Körper hilft Ihnen dabei, dies wahrzunehmen. Erleben Sie zusammen mit Ihrem Körper den gegenwärtigen Augenblick. Achten Sie nun darauf, wie der Atem durch Ihre Nase ein- und ausströmt, wie sich Bauch, Brust und Schultern dabei bewegen. Beschreiben Sie für sich diese Vorgänge. Fühlt sich der Atem weich an? Ist er warm? Erfrischend? Wie fühlt sich Ihr Körper dabei? Schwer, müde? Vielleicht entsteht beim Atmen auch ein Geräusch. Der Atem ist der Ankerpunkt für Ihre Aufmerksamkeit. Hierhin können Sie immer wieder zurückkehren.
Richten Sie nun Ihre Aufmerksamkeit auf den Kritiker. Beobachten Sie ihn dabei, wie er automatisch anfängt, seine Botschaften zu verkünden. Vielleicht fällt es Ihnen am Anfang nicht leicht, die Botschaften deutlich als Sätze wahrzunehmen. Beobachten Sie einfach, was da kommt. Schauen Sie dem Kritiker beim Sprechen zu. Wie spricht der Kritiker? Springt er von Thema zu Thema? Wiederholt er immer denselben Satz? Wie fühlt es sich für Sie an, wenn Sie dem Kritiker zuhören? Spüren Sie das Verletzliche Kind? Und den Bewältigungsmodus, wie er sich mit einem Impuls meldet? Kehren Sie zurück zum Kritiker. Was ist seine Botschaft und wie spricht er?
Wenn Sie merken, dass Sie sich in den Sätzen des Kritikers verlieren, ihn bekämpfen oder ihm zustimmen, kehren Sie zurück zum Ankerpunkt des Atems. Verweilen Sie dort eine Zeit und richten Sie dann die Aufmerksamkeit wieder auf den Kritiker.
Registrieren Sie die einzelnen Sätze des Kritikers. Verbinden Sie Merkmale mit diesen Sätzen, so wie Sie es mit dem Atem machen. Sind die Sätze des Kritikers hart, spitz, laut, scharf? Spricht er schnell oder langsam? Versetzt der Kritiker Sie damit in eine andere Zeit? Löst er Bilder und Erinnerungen in Ihnen aus? Vielleicht tauchen bestimmte Personen auf. Nehmen Sie diese wahr und beschreiben Sie sie, ohne zu bewerten, was Sie sehen. Wenn Sie sich in den Bildern verlieren, kommen Sie zurück zum Atem.

5 angelehnt an Stoddard und Afari (2016)

Die Botschaften des Kritikers steigen auf wie Wasserblasen. Sie ziehen vorbei. Bleiben Sie an Ihrem Ort und lassen Sie sie vorbeiziehen, ohne einzugreifen. Der Strom der Botschaften berührt Sie nicht. Versuchen Sie, die Botschaften des Kritikers als das zu sehen, was Sie sind: eine Aneinanderreihung von Worten. Nicht mehr und nicht weniger. Die Botschaften kommen und gehen, wie der Atem ein- und ausströmt. Beobachten Sie einfach. Beobachten Sie auch wieder die Reaktion des Kindes und den Bewältigungsmodus. Beobachten Sie auch Ihre Reaktionen auf den Kritiker.
Hat sich durch die Beobachtung etwas verändert beim Kritiker? Beschreiben Sie die Veränderungen, ohne zu bewerten.
Kehren Sie nun zurück zu Ihrem Anker. Atmen Sie ein und aus. Achten Sie darauf, wie sich Ihr Körper dabei bewegt. Achten Sie auf Ihre Empfindungen in Ihren Füßen, die auf dem Boden stehen. In Ihrem Rücken, der an der Lehne aufliegt. Sie können sich bei sich selbst bedanken, dass Sie sich getraut haben, den Kritiker zu beobachten und zu beschreiben und im gegenwärtigen Augenblick zu sein. Kommen Sie dann in Ihrem Tempo zurück in den Raum.«

ÜBUNGEN Die Gefühle des Kindes wahrnehmen

Je nachdem, wie die Situation der Patientin ist, kann es hilfreich sein, vor der Durchführung dieser Übung festzulegen, wie Sie vorgehen sollten, wenn die Patientin zur Dissoziation neigt. Es kann helfen, die Übung im Stehen, auf einer Balancierscheibe, im Gehen oder unter anderer motorischer Betätigung durchzuführen.

»Machen Sie es sich in Ihrem Stuhl bequem und schließen Sie die Augen. Lenken Sie Ihren Fokus nach innen. Spüren Sie, wie Ihre Füße auf dem Boden stehen und Ihr Rücken an der Lehne liegt. Atmen Sie ein und aus und beobachten Sie, wie sich Ihr Bauch hebt und senkt. Der Atem ist Ihr Ankerpunkt, zu dem Sie immer zurückkehren können.

Denken Sie an eine Situation aus den letzten Tagen zurück, in der Sie sich klein und hilflos gefühlt haben. Vielleicht waren Sie traurig, einsam oder hatten Angst. Oder Sie waren wütend und verärgert. Konzentrieren Sie sich auf dieses Gefühl, ohne es zu verändern. Beobachten Sie, welche körperlichen Veränderungen mit dem Gefühl zusammenhängen. Was spüren Sie im Kopf? Im Hals? In der Brust? Im Bauch? In den Armen und Beinen? Nehmen Sie ein Drücken, Ziehen, Stechen oder Brennen war? Vielleicht fühlt es sich auch offen und wund an. Beobachten Sie, ohne einzugreifen oder wegzulaufen. Bleiben Sie offen und sanft in Ihrer Aufmerksamkeit.

Wie alt fühlen Sie sich, wenn Sie all das wahrnehmen?

Vielleicht steigen Bilder in Ihnen auf bei diesen Gefühlen? Schauen Sie sich die Bilder an, als wären Sie im Museum oder im Kino. Interessiert und ohne etwas zu verändern. Wenn die Gefühle Sie überschwemmen, kehren Sie zurück zum Atem, Ihrem Ankerpunkt. Atmen Sie ein paar Mal ein und aus und konzentrieren Sie sich dabei auf den Luftstrom in Ihrer Nase und in den Lungen.

Nehmen Sie vielleicht wahr, wie automatisch Gedanken zu den Gefühlen und Bildern kommen? Beobachten Sie bewusst diese Gedanken und versuchen Sie, sie zu beschreiben. Sind sie wohlwollend und liebevoll oder hart und strafend? Vielleicht führen diese Gedanken zu weiteren Gefühlen und körperlichen Veränderungen.

Es kann sein, dass Sie auch einen Impuls wahrnehmen, etwas zu tun. Vielleicht etwas, das Sie häufig tun, wenn Sie sich so fühlen. Konzentrieren Sie sich auf den Impuls, ohne zu handeln. Wie fühlt es sich im Körper an? Wie fühlt es sich an, dem Impuls nicht direkt nachzugeben? Versuchen Sie auch hier, nicht zu werten, sondern zu beschreiben. Ist es anstrengend? Spüren Sie Druck? Fühlt es sich an, als müssten Sie explodieren? Oder regt sich nichts?

Kehren Sie zurück zu dem Gefühl, das Sie zu Beginn beschrieben haben. Atmen Sie nun ein und aus und beobachten Sie, wie sich Ihr Bauch hebt und senkt. Wie die Luft durch die Nase ein- und ausströmt und dabei vielleicht ein Geräusch erzeugt. Bleiben Sie eine Weile bei Ihrem Atem. Kehren Sie dann in Ihrem Tempo zurück in den Raum.«

ÜBUNGEN Bewältigungsmodi wahrnehmen

Je nachdem, wie die Situation der Patientin ist, kann es hilfreich sein, vor der Durchführung dieser Übung festzulegen, wie Sie vorgehen sollten, wenn die Patientin zur Dissoziation neigt. Es kann helfen, die Übung im Stehen, auf einer Balancierscheibe, im Gehen oder unter anderer motorischer Betätigung durchzuführen.

»Machen Sie es sich in Ihrem Stuhl bequem und schließen Sie die Augen. Lenken Sie Ihren Fokus nach innen. Spüren Sie, wie Ihre Füße auf dem Boden stehen und Ihr Rücken an der Lehne liegt. Atmen Sie ein und aus und beobachten Sie, wie sich Ihr Bauch hebt und senkt. Der Atem ist Ihr Ankerpunkt, zu dem Sie immer zurückkehren können.
Vergegenwärtigen Sie sich eine Situation, in der Sie etwas getan oder eben nicht getan haben, um mit dem Kritiker und den Gefühlen des Kindes zurechtzukommen. Vielleicht haben Sie etwas getan, was im Moment gut geholfen hat, langfristig aber zu Ihrem Schaden ist. Das könnte ein Bewältigungsmodus sein. Schauen Sie sich diesen Bewältigungsmodus ganz genau an. Wie würden Sie das Gefühl im Körper beschreiben? Beobachten Sie, was sich in Ihrem Inneren verändert. Vielleicht baut sich in Ihrem Körper Druck auf oder ein Handlungsimpuls meldet sich. Vielleicht kommen Gedanken, die Sie auffordern, etwas zu tun. Lassen Sie diese Gedanken wie Wolken vorbeiziehen. Oder es kommen Sätze vom Kritiker, die bewerten, was Sie im Bewältigungsmodus tun. Lassen Sie auch diese Sätze wie Wolken vorbeiziehen. Atmen Sie dabei tief ein und aus.
Vergegenwärtigen Sie sich, was Sie mit dem Bewältigungsmodus erreichen wollen. Welchen Zustand möchten Sie beseitigen oder herbeiführen? Verändert sich der Impuls, während Sie ihn beobachten? Was spüren Sie gerade in Ihrem Körper?
Kehren Sie mit Ihrem Fokus zu Ihrem Atem zurück. Nehmen Sie wahr, wie sich Bauch, Brustkorb und Schultern bewegen, wie die Luft durch Nase, Bronchien und Lungen strömt. Atmen Sie ein und aus. Ein und aus. Und kommen Sie dann in Ihrem Tempo zurück in den Therapieraum.«

ÜBUNGEN Achtsamkeit für Trigger[6]

»Stellen Sie sich vor, die Situationen, die Ihre Schemata auslösen, wären eine Papierkugel. *[Oder etwas anderes, was Sie als Therapeutin gerade zur Hand haben und nicht mehr brauchen.]* Dieses zusammengeknüllte Papier können wir ganz einfach loswerden. *[Schmeißen Sie das Papier in den Mülleimer.]* So, Problem gelöst. Ab jetzt keine Schemata mehr. Haben Sie auch schon einmal versucht, einfach die Trigger Ihrer Schemata loszuwerden? Wie hat das funktioniert? *[Sprechen Sie über unsere Möglichkeiten, Dinge zu beeinflussen und zu verändern.]*

Ganz so einfach ist es natürlich nicht. Worin besteht denn der Unterschied zwischen der Papierkugel und den Triggern für Ihre Schemata? *[Lassen Sie der Patientin Zeit, eigene Ideen zu entwickeln.]* Richtig, die Trigger lassen sich nicht einfach so aus dem Weg räumen. Sie lassen sich auch nicht immer alle vermeiden. Häufig sind sie Teil des ganz normalen Lebens. Daher möchte ich Sie einladen, etwas anderes auszuprobieren.

Schließen Sie die Augen und wenden Sie Ihren Fokus nach innen. Vergegenwärtigen Sie sich, wie es ist, wenn ein Schema aktiviert wird. Vielleicht stellen Sie sich eine bestimmte Situation aus den letzten Tagen vor. Verfolgen Sie, welche Gedanken und Gefühle aufkommen, welche Modi aktiv werden. Atmen Sie ein und aus. Beobachten Sie, welche körperlichen Empfindungen auftreten. Und atmen Sie ein und aus. Wenn das Schema Sie überflutet, kehren Sie mit Ihrer Aufmerksamkeit zum Atem zurück. Denken Sie daran, dass Sie frei entscheiden können, ob Sie sich dem Schema oder dem Atem zuwenden. Sie können auch darüber entscheiden, wie Sie mit dem Schema umgehen.

Versuchen Sie einmal, wenn Sie mit dem Schema in Kontakt kommen, nicht dagegen anzukämpfen. Laufen Sie nicht weg. Stellen Sie sich vor, Sie machen in sich ganz viel Platz. Sie vergrößern den Raum, der das aktivierte Schema umschließt. Lassen Sie es zu, ohne ihm nachzugeben. Sie können immer zum Atem zurückkehren.

Stellen Sie sich nun vor, das Schema sei eine Welle im Meer und Sie sind eine Surferin. Ihr Atem ist Ihr Surfbrett. Sie reiten nun auf dem anflutenden Schema von den ersten kleinen Verwirbelungen über den Aufstieg bis auf den Gipfel der Welle, wenn sie ihren höchsten Punkt erreicht. Behalten Sie Ihr Gleichgewicht. Atmen Sie ein und aus. Reiten Sie auf der Schemawelle, ohne sich von ihr überschwemmen zu lassen.

Beobachten Sie das Schema interessiert. Wann haben Sie jemals das Schema einfach nur so von außen beobachtet, ohne zu reagieren oder in Schockstarre zu verfallen? Wo sitzt das Schema in Ihrem Körper? In welchen körper-

6 angelehnt an Stoddard und Afari (2016)

lichen Veränderungen äußert sich das Schema? Nehmen Sie Impulse bei sich wahr? Atmen Sie ein und aus.

Lenken Sie Ihre Aufmerksamkeit zurück auf die Situation, die das Schema ausgelöst hat. Vergegenwärtigen Sie sich, dass Sie angesichts dieses Triggers präsent bleiben können, indem Sie bewusst atmen und nicht impulsiv reagieren müssen. Sie müssen auch nicht gegen das Schema kämpfen. Machen Sie Platz in Ihrem Inneren und Sie blicken sanft und ohne zu werten auf die Gefühle, Gedanken und Impulse, die zum Schema gehören.

Atmen Sie ein und aus. Beobachten Sie, wie sich Bauch und Brustkorb bewegen. Kehren Sie in Ihrem Tempo zurück in den Therapieraum.«

ANLEITUNG FÜR DIE THERAPEUTIN Modus-Wanderung

Diese Übung hat Ähnlichkeiten mit einem Stuhldialog, da es um den Zusammenhang verschiedener Modi geht und die Prozesse zwischen den Modi nachempfunden werden sollen. Im Gegensatz zum Stuhldialog jedoch aus einer Perspektive des Beobachtens und ohne im Sinne einer Entmachtung oder Versorgung einzugreifen.

Schreiben Sie je auf ein Blatt Papier »Kritiker«, »Kind« und »Bewältigung«. Sollte die Patientin eigene Namen für die Modi haben, nehmen Sie diese. Falls es wichtig ist, zwischen verschiedenen Kind- oder Bewältigungsmodi zu unterscheiden, legen Sie für jeden Modus ein eigenes Blatt an. Legen Sie die Blätter nun auf dem Tisch aus. Blätter, die zum selben Modus-Typ gehören, sollten zusammenliegen. Die Patientin repräsentiert dabei den Modus der Gesunden Erwachsenen. Auf ein weiteres Blatt schreiben Sie »Atempause«. Diese Blatt liegt an einer Stelle, die etwas von den Modi entfernt ist. Statt der Blätter können Sie auch die Stühle nehmen, die Sie in den Stuhldialogen verwenden.

Wählen Sie gemeinsam eine bestimmte Situation aus den letzten Tagen aus, in der die Patientin eine Schemaaktivierung erlebt hat. Sie soll nun als Gesunde Erwachsene den Prozess der Schemaaktivierung und das Zusammenspiel der Modi nachvollziehen. Beginnen Sie beim Kritiker.

Die Patientin stellt sich vor das Blatt des Kritikers. Besprechen Sie, was die Patientin sieht, wenn sie den Kritiker betrachtet. Was sagt der Kritiker? Welche Botschaften sind besonders wichtig und häufig? Wie spricht der Kritiker? Laut oder leise? Wiederholt er sich? Besprechen Sie dann, wie sie als Gesunde Erwachsene auf den Kritiker blickt. Welche Gefühle und Gedanken löst er bei ihr aus?

Gehen Sie weiter zum Kind. Die Patientin beschreibt nun, welche Reaktionen auf den Kritiker sie beim Kind wahrnimmt. Wie fühlt es sich? Was passiert im Körper? Glaubt das Kind dem Kritiker? Was fühlt die Gesunde Erwachsene, wenn es auf das Kind blickt?

Gehen Sie weiter zum Bewältigungsmodus. Was passiert hier? Wie reguliert der Modus den Kritiker und das Kind? Was für ein Gefühl ist es, im Bewältigungsmodus zu sein? Wie blickt die Gesunde Erwachsene auf den Bewältigungsmodus? Was fühlt sie, wenn sie den Bewältigungsmodus beobachtet? Folgen Sie im weiteren Ablauf einfach den inneren Prozessen, so wie sie von selbst passieren. Gelingt es der Patientin nicht, in der Beobachterrolle zu bleiben, kann sie sich zur Atempause stellen und eine Zeit lang auf dem Atem konzentrieren.

ÜBUNGEN Das Modus-Objekt[7]

»Es ist eine ganz nachvollziehbare Reaktion, den Kritiker und das Kind nicht mehr hören und spüren zu wollen. Ein Grund, warum Sie in die Therapie gekommen sind, ist jedoch auch, dass Ihre bisherigen Versuche, mit den Modi umzugehen, nicht funktioniert haben. Vielleicht ist dadurch sogar alles noch schlimmer geworden. Die Alternative dazu ist die Bereitschaft, sich auf jegliches Erleben einzulassen, auch wenn es unangenehm ist. Im gegenwärtigen Augenblick sein, sich öffnen und den Kampf aufgeben.

Das sind alles schöne Worte und insgesamt ein bisschen abstrakt. Deswegen möchte ich Sie zu einer Übung einladen. Es kann hilfreich sein, einen bestimmten Modus durch ein Objekt zu repräsentieren. Das kann ein Stein, ein Kuscheltier, eine Murmel, eine Gabel oder irgendetwas sein. Hauptsache, Sie können es mit sich herumtragen.

Nehmen Sie das Objekt nun bis zur nächsten Sitzung überallhin mit und beobachten Sie Ihre Reaktionen darauf. Das Objekt repräsentiert einen Modus, den Sie sonst auf keinen Fall bewusst erleben wollen. Behandeln Sie das Objekt nun wie etwas Willkommenes, das Sie nicht loswerden müssen, im Gegenteil! Begegnen Sie dem Objekt immer wieder auf zugewandte und sanfte Art. Zum Beispiel indem Sie es in der Hand halten, mit ihm zusammen einen Film schauen oder es mit auf einen Spaziergang nehmen.

Achten Sie darauf, ob Sie den Impuls wahrnehmen, das Objekt zu verändern oder vielleicht zu zerstören. Falls ja, nehmen Sie diesen Impuls wahr und entscheiden Sie, sich nicht danach zu verhalten. Stellen Sie stattdessen fest, dass Sie nicht das Objekt sind, sondern Sie es haben oder das Objekt Sie begleitet. Genauso wie der Modus. Beobachten Sie auch, ob Sie das Objekt manchmal sehr intensiv wahrnehmen und manchmal gar nicht. So wie einen Modus. Machen Sie sich bewusst, dass Sie das Objekt einfach so lassen können, wie es ist.

Wichtig für Sie ist, dass das Objekt sowieso da ist, ob Sie wollen oder nicht. Sie können es deshalb auch wie einen Gast behandeln. Sie müssen sich nicht über ihn freuen, sollten ihn aber auch nicht hinauswerfen. Geben Sie ihm Raum, dass er ungestört da sein kann.

Ihre Achtsamkeit im Umgang mit dem Objekt hat kein Ziel. Sie ist nicht irgendwann fertig oder abgeschlossen. Es geht stattdessen darum, in jedem einzelnen Moment gegenwärtig zu sein und zu beobachten, was das Objekt in Ihnen bewegt und verändert. Es geht also darum, auf eine neue Art mit dem Objekt in Beziehung zu treten. Eine wahrnehmende, beobachtende Art. So kann das Objekt, also der Modus, da sein, ohne dass Sie in Ihrem Handeln davon beeinflusst sein müssen.«

---

7 angelehnt an Boone und Cannici (2013)

ANLEITUNG FÜR DIE THERAPEUTIN Achtsamkeit und Nachbeeltern

Natürlich spielt Achtsamkeit eine wichtige Rolle in der Gestaltung der therapeutischen Beziehung. Wie in kaum einem anderen Setting haben wir in einer Psychotherapie die Gelegenheit, Beziehungen intensiv zu gestalten und dabei offen darüber zu reflektieren. So bietet es sich beim Nachbeeltern in der Schematherapie an, an manchen Stellen die Aufmerksamkeit der Patientin direkt auf die Interaktionen und ihre Wirkungen zu legen. Damit sich die Beziehung jedoch weiterhin authentisch anfühlt, empfiehlt es sich, die Fragen gezielt und dosiert einzusetzen.

Mögliche Fragen könnten sein:

- Wie fühlt es sich für das Kind an, wenn mich seine Geschichte traurig macht?
- Wenn Sie von Ihren Eltern erzählen, werde ich richtig wütend. Wie ist das für Sie?
- Jetzt habe ich Ihnen gerade eben ein fürsorgliches Angebot unterbreitet und Sie haben zugemacht. Haben Sie das gemerkt? Wie fühlt es sich hinter der Mauer an?
- Welche Gedanken kommen Ihnen automatisch, wenn ich Ihnen sage, dass Sie mir wichtig sind?
- Wie fühlt es sich in Ihrem Körper an, mir diese schambesetzten Dinge zu erzählen?
- Gibt es einen Teil in Ihnen, der annehmen kann, dass ich mich um ihn kümmern möchte?

5.3.2 Selbst-als-Konzept versus Selbst-als-Kontext

Theorie

Wie bei der mangelnden Achtsamkeit spielt der Verstand auch beim Selbst-als-Konzept eine wichtige Rolle. Häufig sprechen wir über uns selbst nicht in flexiblen, an der Gegenwart und dem aktuellen Kontext orientierten Begriffen, sondern verwenden dafür in Stein gemeißelte, starre und alternativlose Konzepte. Ähnlich wie der Kritiker bzw. im Zuge der Entstehung des Kritikers bilden sich diese Selbstkonzepte in der Kindheit als Reaktion auf unsere Interaktionen mit der Umwelt. Als Kinder lernen wir, uns selbst zu kategorisieren, abzugrenzen und zu bewerten. Dabei lernen wir auch, unser inneres Erleben (»ich bin schwach, weil ich eine Frau bin«) und unsere Biografie (»mein ganzes Leben ist eine Katastrophe«) in Konzepten zu beschreiben. Aus den Konzepten leiten sich Geschichten ab, die in ihrer Summe beschreiben sollen, wer wir sind. Dabei werden oft Bezüge zwischen Konzepten hergestellt, die das Narrativ verdichten und festigen (»ich kann nicht arbeiten, weil ich nicht damit klarkomme, dass ich als Kind missbraucht wurde«).

Das *Selbst-als-Konzept* ist für unseren Verstand äußerst attraktiv, da es die Welt und uns selbst in Einzelteile zerlegt, diese ordnet und in scheinbar sinnhafte Zusammenhänge bringt. Dieser Prozess ist weitverbreitet und gesellschaftlich so tief verankert, dass auf seiner Basis Kriege geführt (die Guten gegen die Bösen) und die Umwelt ausgebeutet werden (der Mensch ist die Krone der Schöpfung) oder Menschen wie Mario Barth mit ihrer Instrumentalisierung viel Geld verdienen (aktuelles Programm: »Männer sind faul, sagen die Frauen«). Offensichtlich bleibt dieser Prozess jedoch eine Überreduktion, die zwar ein oberflächliches Gefühl der Sicherheit suggeriert, jedoch ein Einlassen auf das fließende und kontextabhängige Selbsterleben verhindert.

FALLBEISPIEL

Die Eltern von Emilia legten immer viel Wert darauf, besser zu sein als andere Leute. Bei ihnen war der Urlaub exklusiver, das Auto teurer, das Essen besser, die Kleidung schöner und die Kinder intelligenter und erfolgreicher. Von früher Kindheit an verinnerlichte Emilia dieses Bild von sich selbst als jemand Besonderem, dem auch mehr zusteht als anderen. Die meiste Zeit ihres Lebens gelang es ihr, ihr Umfeld so zu gestalten, dass es ihre Grandiosität bestätigte. Mit der Zeit wendeten sich jedoch immer mehr Menschen von ihr ab und in der Arbeit eckte sie zunehmend an, weil sie eine Sonderbehandlung in Bezug auf Gehalt und Urlaub einforderte. Diese Reaktionen bedrohen nun ihr als »besonders« konzeptualisiertes Selbst und lösen bei ihr heftige Angst und Unsicherheit aus.

Selbst-als-Konzept kann die Botschaften des Kritikers annehmen, jedoch auch zu Leid führen, wenn das Konzept der Realität nicht standhält. Wenn unser Selbst nur aus unseren Konzepten besteht, ist jede Bedrohung dieser Konzepte eine Bedrohung unseres Selbst. Und dann geht es fast schon um Leben und Tod. Darum halten wir an den Konzepten fest, wir fusionieren mit ihnen, ob sie uns nun nützen oder nicht – das ist die Definition von psychischer Inflexibilität. In der Folge scheint es uns fast unmöglich, eine annehmende und defusionierende Perspektive (→Kap. 5.4.1) auf unser inneres Erleben einzunehmen sowie flexibel und wertegebunden auf das Hier und Jetzt zu reagieren (→Kap. 5.5).

Das konzeptualisierte Selbst der ACT kommt den frühen maladaptiven Schemata der Schematherapie sehr nahe, sowohl in der entwicklungspsychologischen Genese als auch definitorisch. Die Entstehung dieser Schemata ist eng mit der Entwicklung des Selbst verflochten (Roediger 2016). Das Selbst wiederum konstituiert sich von außen nach innen, d. h. es entsteht in der frühen Kindheit durch die Interaktionen mit wichtigen Bezugspersonen – wobei das Kind die psychischen Inhalte der Bezugspersonen nutzt, um sich ein Bild der Welt und von sich selbst zu formen. Kinder mentalisieren also die inneren Prozesse ihrer Bezugspersonen, vom Nachahmen der Gesichtsausdrücke im Säuglingsalter über das Herausbilden einer *Theory of Mind* bis hin zum aktiven Abschauen und Nachmachen im höheren Kindesalter. Parallel dazu entwickeln sich im Kind zunächst temporäre physiologische Aktivierungszustände bei dargebotener Aktivität der Bezugspersonen, die sich mit der Zeit stabilisieren und immer mehr zu einem Selbstkonzept werden. Es gibt folglich kein Selbstkonzept ohne physiologische Aktivierung und zugehörigen Verhaltensimpuls. Dies wird erlebbar, wenn wir die Bezeichnungen einiger Schemata laut aussprechen und direkt mit uns in Verbindung bringen:

- »Ich bin unzulänglich.«
- »Ich wurde im Stich gelassen.«
- »Ich bin einer, der sich unterordnet.«
- »Ich bin ein Versager.«
- »Ich habe Strafe verdient.«

Fehlt der Gesunden Erwachsenen die Fähigkeit, diese Konzepte bzw. Schemata als das wahrzunehmen, was sie sind, nämlich Artefakte der zwischenmenschlichen *Vergangenheit*, sie also *nicht* von ihnen defusionieren *kann*, besteht wenig Raum für Veränderung. Sie wird versuchen, auch mit wenigen hilfreichen Konzepten Konsistenz herzustellen und ihr Leben an diesen Konzepten entlang gestalten (die bekannte Hölle ist attraktiver als das unbekannte Paradies), die Konzepte dadurch verstärken und bestätigen sowie Alternativen nicht wahrnehmen oder schnell ablehnen.

Das *Selbst-als-Kontext* meint das Beobachter-Ich, die Instanz in uns, welche Gedanken, Gefühle, Körperzustände, sensorische Eindrücke und Handlungsimpulse wahrnimmt. Dieses Selbst nimmt flexible perspektivische Standpunkte ein, von denen aus es überallhin blicken kann: nach innen und außen, in Vergangenheit, Zukunft und Gegenwart, in das mentale Erleben anderer Menschen, auf sich selbst durch die Augen verschiedener Menschen. Dabei ist es offen für alles, was da kommt, wie ein Zuschauer im Theater, auf dessen Bühne Modi und intrapsychische Prozesse auftreten. Therapieansätze wie Metakognitive Therapie (MCT), Mentalisierungsbasierte Therapie (MBT) oder das »Cognitive Behavioral Analysis System of Psychotherapy« (CBASP) beschäftigen sich hauptsächlich damit, das Selbst-als-Kontext zu stärken, indem sie den Patienten beibringen, sich selbst beim Denken zu beobachten und Perspektivübernahme im Sinne der *Theory of Mind* zu praktizieren.

Das Selbst-als-Kontext stellt die Integration der Standpunkte »ich«, »jetzt« und »hier« dar, von wo aus auf »du«, »dann« und »dort« geblickt werden kann. Diese Fähigkeit ist ein wichtiger Schritt in der menschlichen Entwicklung, da er die Entstehung des bewussten Menschen markiert und es gleichzeitig ermöglicht, uns in einem sozialen Netz verbunden mit anderen zu fühlen. Wenn wir begreifen, dass wir bewusste Menschen sind, begreifen wir auch, dass andere bewusste Menschen sind, die uns wiederum so betrachten können. Dadurch nehmen wir teil an einem kollektiven Bewusstsein, das sich über Zeit und Raum erstreckt, und erleben dadurch eine spirituelle Dimension der Verbundenheit. Dies erklärt auch, warum eine offene Haltung sich selbst gegenüber häufig mit einer offenen Haltung anderen gegenüber einhergeht. Diese Fähigkeit ist bei schematherapeutischen Imaginationen und Stuhldialogen besonders wichtig, wenn die Gesunde Erwachsene aufgefordert ist, ihre Gefühle und Gedanken gegenüber Kritiker und Kind zu beschreiben und danach zu handeln. Das Selbst-als-Konzept dagegen ist geschlossen, starr und abhängig von verbalen Konstruktionen.

FALLBEISPIEL

Emilia hat sich mit der Idee eines Beobachter-Ichs beschäftigt und verstanden, dass es hilfreich sein kann, das innere Erleben als Fluss zu betrachten und mit der Übernahme verschiedener Perspektiven zu spielen. Einmal blickt sie durch die Augen ihrer Mutter auf die Welt und spürt ein tiefes Gefühl der Wertlosigkeit. Dann blickt sie durch die Augen ihres kindlichen Ichs auf die Mutter und spürt den starken Wunsch, der Mutter ein Gefühl der Bedeutsamkeit zu geben. Emilia lässt sogar das unangenehme Gefühl zu, das in ihr aufsteigt, wenn sie sich selbst durch die Augen ihrer Freundinnen und Kolleginnen betrachtet. Sie spürt auch Mitgefühl, wenn sie auf den Teil in ihr blickt, der immer eine Sonderbehandlung fordert, weil sie die kleine Emilia sieht, die sich eigentlich ganz falsch und unwichtig fühlt. Diese Prozesse ermöglichen ihr, sich hilfreicher im Kontakt mit anderen Menschen zu verhalten und Selbstmitgefühl zu praktizieren.

Praxis

Konzeptuell nah, aber nicht deckungsgleich mit Achtsamkeit ist in der ACT das Training des Selbst-als-Kontext. Die Interventionen zielen vor allem darauf ab, den Unterschied zwischen dem Beobachter-Ich und allem anderen, was wir erleben können, zu verdeutlichen (Wengenroth 2012). Dieses Ich ist unveränderbar und beständig, weil es eben kein Ding ist, kein Konzept, sondern der Rahmen, der immer gleich bleibt, während die Bilder wechseln.

Die Theorie des Selbst-als-Kontext ist nicht leicht zu verstehen, weswegen die Interventionen vor allem auf direktem Erleben oder auf Metaphern basieren. Mit ihnen soll vermittelt werden, dass das Ich Gedanken, Gefühle und körperliche Empfindungen *hat*, diese aber nicht *ist*. Das Ich ist immer größer als alle Modi, die nur Inhalte seines Bewusstseins sind. Zudem soll das Ich als eine Art sicherer Hafen etabliert werden, von dem aus Ereignisse erlebt und betrachtet werden können. Schließlich sind wir dafür gebaut, alles zu erleben, was wir erleben können.

Die folgenden Übungen aktivieren auch andere ACT-Prozesse, vor allem Defusion und Achtsamkeit, aber auch Akzeptanz. Da Selbst-als-Kontext ein kompliziertes Konstrukt ist, dessen Erleben eine gewisse Fähigkeit zur Defusion voraussetzt, ist es empfehlenswert, den Prozess der Defusion vor dem des Selbst-als-Kontext zu üben.

ÜBUNGEN Das Ich hört zu[8]

Mit dieser Übung kann schnell verdeutlich werden, wie sich das Beobachter-Ich und andere Erlebensweisen unterscheiden. Sie bezieht sich nicht auf spezifisch schematherapeutische Inhalte, sondern dient der Vorstellung der Idee des Selbst-als-Kontext.

»Hören Sie in den nächsten 30 Sekunden einfach nur Ihrem Verstand beim Sprechen zu. Falls er mal nichts sagt, hören Sie einfach weiter zu, bis er wieder Sprache produziert. *[Warten Sie 30 Sekunden.]* Haben Sie es gemerkt? Ein Teil in Ihnen hat gesprochen und ein anderer Teil hat zugehört. Der Teil, der zugehört hat, ist das Beobachter-Ich.«

---

8 angelehnt an Harris (2011)

METAPHER Der Schneider namens Kritiker[9]

Sie haben sich bei einem Schneider eine Jacke schneidern lassen. Voller Freude gehen Sie zum vereinbarten Termin, um die Jacke abzuholen. Der Schneider, der verdächtig wie der Kritiker aussieht, begrüßt Sie überschwänglich. »Ihre Jacke ist fertig«, ruft er, »probieren Sie sie gleich an.« Schon während Sie in den ersten Ärmel schlüpfen, merken Sie, dass die Jacke nicht passt. Sie zwängen sich trotzdem hinein und schauen in den Spiegel: Alles ist krumm, zu eng oder zu weit. Und wahnsinnig unbequem ist die Jacke noch dazu. »Die passt ja gar nicht«, sagen Sie dem Schneider. Der legt den Kopf schief und meint: »Drücken Sie mal die linke Schulter runter, den Bauch ein bisschen rein, den rechten Arm hochziehen und ein bisschen vorbeugen. Ah, ja, jetzt ist es super!« Tatsächlich, die Jacke sitzt. Sie verlassen den Laden und gehen die Straße entlang. Da begegnen Ihnen zwei Passantinnen. »Schau mal, wie krumm und verwachsen die Frau ist.« – »Stimmt, aber die Jacke passt ihr wirklich wie angegossen!«

Die Jacke steht in dieser Metapher für all die Zuschreibungen, Labels, Bewertungen und Bilder, die wir für unsere Identität, unseren Wesenskern oder unsere Persönlichkeit halten. Wir und andere meinen, eine genaue Vorstellung davon zu haben, wer wir sind. Wie häufig hört man Leute sagen, sie seien nicht der Typ, der sich entspannen kann oder Ähnliches. Diese Zuschreibungen engen uns ein, schließen sie doch alle anderen Möglichkeiten aus. Trotzdem verbiegen wir uns häufig, um in diese Jacken zu passen. Der Kritiker ist ein besonders fleißiger Schneider. Er produziert unablässig Bewertungen und Labels, die unser Verhalten und unser Erleben bestimmen. Oft fügen wir uns in seine Aussagen, weil es einfacher ist, als sich dem sich stetig wandelnden Strom unseres Erlebens zu öffnen.

Diskutieren Sie folgende Fragen mit Ihrer Patientin:

- Welche schlecht sitzenden Jacken tragen Sie?
- Wer hat diese Jacken für Sie geschneidert?
- Haben Sie bewusst entschieden, diese Jacken zu tragen, oder sind Sie es einfach gewohnt?
- Was würde passieren, wenn Sie manche Jacken auszögen?
- Gibt es Menschen, die dann enttäuscht oder verärgert wären?
- Warum kann es einfacher sein, statt gar keiner eine schlecht sitzende Jacke zu tragen?
- Stellen Sie manchmal fest, dass Sie diese Jacken, obwohl sie nicht gut sitzen, gar nicht so gerne ausziehen möchten?
- Wie fühlt es sich an, dass Sie sich die Jacken immer wieder anziehen?
- Machen Sie manchmal Dinge, die Sie eigentlich nicht gut finden, nur um mit den schlecht sitzenden Jacken zurechtzukommen?

---

9 angelehnt an Luoma et al. (2009)

ANLEITUNG FÜR DIE THERAPEUTIN Die Modi und das Ich[10]

Für diese Übung können Sie die Stühle aus den Stuhldialogen verwenden. Sollten Sie diese gerade nicht zur Hand haben, reicht es auch, wenn sich die Patientin in ihrer Vorstellung in die einzelnen Modi begibt. In der Übung soll verdeutlich werden, dass Modi wie Rollen sind, die wir eher unfreiwillig einnehmen und die unser Verhalten bestimmen. Hinter den Modi und den Rollen ist jedoch immer das Ich, die Gesunde Erwachsene.

Bitten Sie die Patientin, sich auf den Kritiker-Stuhl zu setzen. Befragen Sie sie zu ihren Gedanken, Gefühlen, Körperempfindungen und Impulsen, wenn sie in der Rolle des Kritikers ist. In welchen Situationen ist sie in dieser Rolle? Wie verhält sie sich dann? Wenn Sie den Eindruck haben, dass die Patientin die Rolle ausreichend lange und intensiv eingenommen hat, bitten Sie sie, aufzustehen und sich hinter den Stuhl zu stellen. Dort steht sie als das Ich, das hinter jeder Rolle existiert, das nie weggeht und sich nicht auflösen kann. Sprechen Sie darüber, dass sie in diesen Modus hineingeht, aber niemals er ganz ist. Laden Sie sie ein, mit dem Ich Kontakt aufzunehmen.
Wiederholen Sie diesen Ablauf mit den Stühlen der anderen Modi.

10 angelehnt an Luoma et al. (2009)

ÜBUNGEN Das Ich im Laufe des Lebens[11]

»Machen Sie es sich bequem. Spüren Sie Ihr Gewicht auf dem Stuhl, wie die Füße auf dem Boden stehen und Ihr Rücken auf der Lehne liegt. Beobachten Sie eine Zeit lang Ihren Atem, wie er ein- und ausströmt. Blicke Sie nun auf Ihre Hände und stellen Sie fest, dass es hinter Ihren Augen eine Instanz gibt, welche die Hände wahrnimmt. Bewegen Sie die Hände und stellen Sie fest, dass die Instanz, welche die Hände beobachtet, nicht dieselbe ist, die die Hände bewegt. Es gibt also ein Beobachter-Ich, das sich von dem, was Sie erleben, unterscheidet.

Schließen Sie die Augen. Machen Sie sich bewusst, wie sich Ihr Körper und Ihr Aussehen verändert haben, seit Sie ein Kind waren. Jede Zelle wurde mehrfach ausgetauscht, Sie sind größer, älter, haben vielleicht Narben und andere Zeichen des Lebens. Das Ich ist jedoch gleich geblieben. Wenn Sie als Kind ›Ich‹ gesagt haben, war es dasselbe Ich, wie es das heute ist. Das beobachter-Ich hat sich nie verändert.

Vergegenwärtigen Sie sich all die Rollen, die Sie in Ihrem Leben schon eingenommen haben. Privat, beruflich und im Umgang mit sich selbst. Denken Sie an die Modi, die Sie einnehmen, wenn ein Schema aktiviert wird. Machen Sie sich klar, dass diese Modi kommen und gehen. Es gab auch einmal eine Zeit, da existierten diese Modi noch nicht. Das Beobachter-Ich, das hinter den Rollen und Modi steht, war aber schon immer da. Schauen Sie in die Zukunft. Können Sie sich als alten Menschen sehen? Ihre Modi und Rollen werden sich geändert haben. Ihr Ich ist immer noch dasselbe. Es ist immer da.

Denken Sie an die Millionen Dinge, die Sie in Ihrem Leben getan haben. Die Gefühle und Gedanken, die Sie gehabt haben. Von Anfang an kommen und gehen sie, wie Ebbe und Flut. Sie waren jedoch die ganze Zeit da und haben beobachtet.

Legen Sie nun alles, was Sie soeben gesehen haben, in Ihre hohle Hand. Spüren Sie das Gewicht der Rollen, Modi, Schemata, Gedanken und Gefühle. Und nehmen Sie nun wahr, wer dieses Gewicht wahrnimmt. Ein Ich, das sich unterscheidet von dem, welches Sie in Ihrer Hand halten. Das Beobachter-Ich.

Öffnen Sie in Ihrem Tempo die Augen und kommen Sie zurück in den Therapieraum.«

11 angelehnt an Stoddard und Afari (2016)

ÜBUNGEN Du bist, ich bin – aber bin ich wirklich?[12]

»Lassen Sie uns gemeinsam erforschen, wie Sie durch die verschiedenen Modi definiert werden. Anschließend untersuchen wir, ob diese Aussagen Sie manchmal daran hindern, Ihr Leben nach Ihren Vorstellungen zu führen. Und dann wollen wir schauen, ob diese Aussagen wirklich und immer zutreffen.

Nennen Sie fünf Aussagen, die der Kritiker über Sie trifft, z. B. ›Du bist wertlos.‹ *[Notieren Sie diese Aussagen auf dem Whiteboard oder einem Blatt Papier.]* Diese Sätze lassen wenig Spielraum. Fallen Ihnen Situationen ein, in denen diese Sätze Sie an irgendetwas hindern, was Ihnen eigentlich wichtig und wertvoll ist? Wie fühlt sich das an? Vielleicht gibt es Situationen und Momente, in denen diese Sätze nicht mehr auf Sie zutreffen und Sie sich ganz anders verhalten? Was können wir daraus über die Allgemeingültigkeit der Kritikerbotschaften lernen?

Welche fünf Aussagen trifft das Kind über sich und seine Gefühle? Zum Beispiel ›Ich bin alleine.‹ *[Notieren Sie diese Aussagen.]* Fallen Ihnen Situationen ein, in denen diese Sätze Sie an irgendetwas hindern, was Ihnen eigentlich wichtig und wertvoll wäre? Wie fühlt sich das an? Vielleicht gibt es Situationen und Momente, in denen diese Sätze nicht mehr auf Sie zutreffen und Sie sich ganz anders verhalten? Was können wir daraus über die Allgemeingültigkeit dieser Aussagen lernen?

Mit welchen fünf Aussagen würden sich Ihre Bewältigungsmodi selbst beschreiben? Zum Beispiel ›Ich bin ein Vermeider.‹ *[Notieren Sie diese Aussagen.]* Fallen Ihnen Situationen ein, in denen diese Sätze Sie an irgendetwas hindern, was Ihnen eigentlich wichtig und wertvoll wäre? Wie fühlt sich das an? Vielleicht gibt es Situationen und Momente, in denen diese Sätze nicht mehr auf Sie zutreffen und Sie sich ganz anders verhalten? Was können wir daraus über die Allgemeingültigkeit dieser Aussagen lernen?

Überlegen wir nun gemeinsam Aussagen der Gesunden Erwachsenen, die Ihnen dabei helfen, Ihr Leben so zu gestalten, wie Sie es sich wünschen. Zum Beispiel ›Ich habe viele unterschiedliche und wechselnde Gefühle, Gedanken und Empfindungen. Ich kann verschiedene Modi in mir wahrnehmen. Manchmal fühle ich mich wie ein kleines Kind. Es kommt vor, dass ich im Bewältigungsmodus Dinge tue, die ich danach bereue. Ich bin mehr als meine dysfunktionalen Schemata.‹ Wie fühlen sich diese Aussagen an? Wie wirken sie sich auf Ihre Handlungsmöglichkeiten aus? Empfinden Sie diese Sätze als einschränkend oder öffnend?«

---

12 angelehnt an Hayes und Smith (2007)

ANLEITUNG FÜR DIE THERAPEUTIN Unmöglich![13]

Selbst-als-Konzept führt zu psychischer Inflexibilität, da seine Inhalte uns alternativlose Rollen und Verhaltensweisen zuschreiben. Diese Übung soll erlebbar machen, dass es möglich ist, ein einengendes Selbstkonzept zu äußern und sich gleichzeitig anders zu verhalten, wenn wir nicht mit den Konzepten fusioniert sind.

Wählen Sie dazu gemeinsam eine Situation aus, in der die Patientin mit einer Botschaft des Kritikers verschmolzen war und sich dementsprechend verhalten hat. Erforschen Sie zusammen, wie sich die Botschaft auf ihr Fühlen, Denken und Handeln ausgewirkt hat. Hatte Sie das Gefühl, überhaupt anders handeln zu können? Wahrscheinlich kommen Sie zu dem Schluss, dass es für die Patientin kaum möglich schien.

Laden Sie die Patientin nun zu einem Experiment ein. Stehen Sie selbst auf, strecken Sie Ihren linken Arm waagerecht zur Seite und sagen Sie immer wieder: »Ich kann meinen linken Arm nicht heben. Es ist absolut unmöglich, meinen linken Arm zu heben. Nie werde ich meinen linken Arm heben können.« Halten Sie dabei die ganze Zeit Ihren linken Arm ausgestreckt. Bitten Sie die Patientin ebenfalls ihren linken Arm auszustrecken und Ihnen jeden der Sätze nachzusprechen.

Besprechen Sie anschließend, wie Selbst-als-Konzept psychische Inflexibilität erzeugt, der Patientin Freiheit nimmt und sie von einem selbstbestimmten Leben entfernt.

13 angelehnt an Stoddard und Afari (2016)

ANLEITUNG FÜR DIE THERAPEUTIN

Das Ich ist mehr als Schemata und Modi[14]

Für diese Übung benötigen Sie selbstklebende Notizzettel oder Zettel und Klebestreifen. Es kann ein die Wirkung der Intervention und die therapeutische Beziehung stärkendes Element sein, wenn Sie diese Übung auch selbst mit Ihren eigenen Modi und Schemata durchführen.

Schreiben Sie im Gespräch mit der Patientin verschiedene Modi mit ihren Namen, Kritikerbotschaften, Gefühlen des Kindes und Verhaltensweisen des Bewältigungsmodus sowie Schemata auf je einen Zettel. Die Patientin und Sie kleben sich nun ihre Zettel an den Körper. Laden Sie die Patientin ein, durch den Raum zu gehen und verschiedene Dinge zu tun: eine Kniebeuge, das Fenster öffnen, etwas an das Whiteboard zeichnen, die Pflanzen gießen, ein Buch aus dem Regal holen und vielleicht sogar einen Witz erzählen. Tun Sie es ihr gleich.

Besprechen Sie anschließend, dass wir immer verschiedene Modi und Schemata haben, die mehr oder weniger aktiv sind, aber wir nicht diese Erlebensweisen sind. Wir tragen sie mit uns herum und können die Dinge tun, die uns wichtig sind.

14 angelehnt an Walser und Pistorello (2004)

ÜBUNGEN Das Schachbrett[15]

Häufig betrachten wir unser Innenleben und Verhalten als Kampf. Es gibt gute und schlechte Gefühle, Gedanken und Verhaltensweisen, Schwäche und Stärke. Alles Schlechte soll ausgemerzt werden. Im Erleben der Patientinnen ist der Kritiker interessanterweise häufig auf der Seite der Guten angesiedelt, da er ja recht habe mit seinen Botschaften. Diese Art der Selbstorganisation stabilisiert für den Moment. Langfristig macht sie uns unflexibel, verstärkt dysfunktionale Schemata und führt zu immer mehr Problemen. Dem entgegengesetzt steht das Selbst-als-Kontext, in dem alle Modi und Erlebensweisen Platz finden.

»Stellen Sie sich vor, in Ihrem Inneren fände ein Schachspiel statt. Sie identifizieren sich mit der eine Seite und kämpfen gegen die andere, gegen alles Schlechte, Schwache und Schambesetzte, gegen den inkompetenten Kindmodus und den peinlichen Bewältigungsmodus. Was tun Sie alles in Ihrem Leben, um diesen Kampf zu führen? Welche Ergebnisse erzielen Sie damit? Wie wäre es, wenn Sie sich stattdessen mit dem Schachbrett identifizieren würden? Wie geht es dem Schachbrett während eines Spiels? Interessiert es das Schachbrett, wer gewinnt? Sie wären in Kontakt mit allen Modi und allem inneren Erleben und müssten nicht kämpfen. Welche Dinge könnten Sie dann in Ihrem Leben tun? Welche Freiheiten würden Sie gewinnen?«

15 angelehnt an Hayes et al. (2004)

ÜBUNGEN Der Klassenraum[16]

»Stellen Sie sich einen Klassenraum mit vielen unterschiedlichen Schülerinnen und Schülern vor. Einige sind laut und stören, schmeißen mit Papierkugeln, sind am Handy oder kritzeln die Tische voll. Andere stecken ihre Köpfe in die Bücher, folgen der Lehrerin mit großer Aufmerksamkeit und fallen nie negativ auf. Wieder andere sitzen einfach so rum und wirken eher unbeteiligt. Vorne steht die Lehrerin und versucht für Ordnung zu sorgen, sie will ihren Unterricht durchziehen und die Schülerinnen und Schüler bewerten.

Stellen Sie sich nun vor, dieser Klassenraum ist Ihr Inneres. Dort ist ganz viel Platz für alle möglichen Gedanken und Gefühle, für die Modi, die Sie gerne verändern und loswerden möchten. In der ersten Reihe sitzt der Kritiker und schreit Botschaften durch die Gegend, dahinter sitzt ein eingeschüchtertes kleines Kind und da hält sich ein Bewältigungsmodus Augen und Ohren zu. Wahrscheinlich nehmen Sie häufig die Position der Lehrerin ein und versuchen durchzugreifen. Manche Schülerinnen würden Sie am liebsten rausschmeißen, andere bevorzugen und ihnen gute Noten geben. Wie frei sind Sie in Ihren Verhaltensweisen, wenn Sie all das in diesem Chaos versuchen? Ist es Ihnen schon einmal nachhaltig gelungen, jemanden rauszuschmeißen? Wie viel Kraft hat Sie der Versuch gekostet? Was hätten Sie noch mit der Energie anfangen können?

Aber da ist noch etwas, woran Sie noch nicht gedacht haben: der Klassenraum. Wie wäre es, wenn Sie die Position des Klassenraums einnähmen? Der Raum ist in Kontakt mit allen und doch getrennt von ihnen. Er ist der Kontext, der alles andere umfasst. Vielleicht sind Sie einfach der Behälter für all diese Kritiker-, Kind- und Bewältigungsmodi und alles andere. Was bedeutet dies für Ihre Freiheit?«

16 angelehnt an Stoddard und Afari (2016)

ÜBUNGEN Die Schatztruhe

»Schließen Sie die Augen und machen Sie es sich in Ihrem Stuhl bequem. Lenken Sie Ihren Fokus nach Innen. Konzentrieren Sie sich auf Ihren Atem. Nehmen Sie wahr, wie er ein- und ausströmt.

Stellen Sie sich nun vor, ihr Inneres wäre eine Schatztruhe. In dieser Schatztruhe liegen kostbare Kugeln. Jede Kugel steht für ein Gefühl, einen Gedanken, eine Körperempfindung oder einen Impuls. Sie sehen eine Kugel für den Kritiker und seine Botschaften, eine Kugel für das Verletzliche Kind, eine für das Wütende Kind und je eine für die verschiedenen Bewältigungsmodi. Sie stellen fest, dass die Truhe noch nicht voll ist. Legen Sie so viele weitere Kugeln hinein, wie Sie möchten: eine für die Liebe zu Ihren Kindern *[diesen Teil können Sie anpassen]*, ihr Bild im Spiegel, die Gedanken an die Arbeit morgen. Alle Kugeln haben Platz in der Truhe. Mit jeder Kugel, die dazukommt, wird die Truhe größer. Die Truhe ist das Ich, das immer größer ist als alle Modi dieser Welt. Die Kugeln können wieder herausgenommen werden, die Truhe aber bleibt. Wie fühlt es sich an, die Truhe zu sein?«

ÜBUNGEN Wolken am Himmel[17]

»Ihr Beobachter-Ich gleicht dem Himmel, die Modi und alle anderen Gedanken und Gefühle gleichen den Wolken. Sie verändern sich ständig. Doch egal, wie schlecht das Wetter ist, der Himmel verändert sich nie, er bleibt unbeeinflusst. Schwarze Gewitterwolke, Schäfchenwolken, ein Schneesturm; der Himmel bleibt unberührt. Und er hat immer genug Platz für alle Wolke, egal, wie groß sie auch sein mögen.

Manchmal vergessen wir, dass der Himmel existiert. Wenn wir tief in die Wolken eintauchen, sehen wir ihn nicht mehr. Wenn wir aber aus den Wolken auftauchen, uns über sie erheben, ist der blaue Himmel da. Er ist grenzenlos und erstreckt sich in alle Richtungen, wie das Beobachter-Ich. Sie können üben, diesen Raum immer öfter und immer müheloser zu betreten. Er steht Ihnen immer zur Verfügung. Er bietet Ihnen eine sichere Position, von der aus Sie alle Schemata und Modi dabei beobachten können, wie sie kommen und gehen. Wie die Wolken.«

---

17 angelehnt an Harris (2011)

METAPHER Die Rüstung ablegen[18]

Menschen, die einen misstrauischen Beschützer als festen Teil ihres Selbstkonzeptes haben, leiden häufig unter der Distanz zu anderen Menschen, wenn Nähe und Bindung zu erleben eigentlich zu ihren Werten gehören. Diese Metapher kann dabei helfen, zu erkennen, dass der Bewältigungsmodus seine Funktion nicht mehr erfüllt, dass sie die Rüstung ablegen können.

»Sie scheinen so heftige Erfahrungen mit anderen Menschen gemacht zu haben, dass Sie sich einen misstrauischen Beschützer als Rüstung zulegen mussten. Sie mussten immer kämpfen und konnten die Rüstung deshalb nie ablegen. Mit der Zeit haben Sie sich an die Rüstung gewöhnt, vielleicht fühlen Sie sich in ihr sogar wohl. Das hat vielleicht sogar verhindert, dass Sie weiter verletzt wurden. Jedoch haben Sie auch verlernt, die Rüstung auszuziehen, wenn Sie nicht in Gefahr sind.
Sind Sie in Ihrem aktuellen Leben noch in einem Kampf? Ist es möglich, dass der Krieg vorbei ist und Sie immer noch in der schweren Rüstung herumlaufen. Sie spüren förmlich, wie das Gewicht der Rüstung es Ihnen schwer macht vorwärts zu kommen. Welchen Preis zahlen Sie für die vermeintliche Sicherheit hinter Ihrer Rüstung aus Misstrauen? Sie mag Sie schützen, sie verhindert aber auch, dass Sie erfahren können, wie es ist, geliebt und gehalten zu werden. Wie wäre es, die Rüstung abzulegen, wenn sie einfach nicht mehr zu Ihren Bedürfnissen passt?«

18 angelehnt an Stoddard und Afari (2016)

METAPHER Prinzessin und Bettlerin[19]

Diese Metapher soll aufzeigen, dass es innere Kontinuitäten gibt, die bestehen bleiben, wenn sich Kontextfaktoren ändern. Sie ist nicht speziell schematherapeutisch formuliert, erfüllt aber trotzdem ihren Zweck.

»Es lebte einmal ein Zwillingspaar, zwei Mädchen, die direkt nach ihrer Geburt getrennt wurden. Während die eine vom Königspaar adoptiert und Prinzessin wurde, kam die andere zu einem armen Paar, das starb, als sie noch ein Kind war, sodass sie als Bettlerin auf der Straße leben musste. Nun muss man wissen, dass die beiden genau gleich aussahen, sie waren identische Zwillinge. Auf einem Ausritt der Prinzessin trafen die beiden zufällig aufeinander, ohne zu wissen, dass sie Schwestern waren. Die Prinzessin dachte, es wäre eine lustige Idee, wenn sie einmal die Rollen tauschten. So zog die Prinzessin die Kleider der Bettlerin an und die Bettlerin zog die Kleider der Prinzessin an, nachdem sie sich gewaschen hatte. Die Prinzessin lief in ihrer zerschlissenen Kleidung durch die Stadt und wurde von den Bürgerinnen entsprechend schlecht behandelt. Sie stahl Essen, machte sich über die anderen Armen lustig und wollte mit niemandem teilen. So wie sie es gewohnt war. Die Bettlerin in der feinen Kleidung konnte dagegen gar nicht glauben, was für kostbare Speisen und Reichtümer ihr zur Verfügung standen. Bereitwillig teilte sie mit allen, wie sie es gewohnt war. Obwohl die beiden andere Kleider als sonst trugen und deswegen anders behandelt wurden, blieben sie doch diejenigen, die sie tatsächlich waren.«

19 angelehnt an Stoddard und Afari (2016)

METAPHER Die Schematologin[20]

»Stellen Sie sich vor, Sie wären eine Wissenschaftlerin mit Spezialgebiet Schemata und Modi. Ihre Forschungsobjekte sind nicht etwa andere Menschen, sondern die Schemata und Modi in Ihrem Inneren. Ihre Gedanken, Gefühle, Körperempfindungen, Impulse, Erinnerungen, Rollen und Verhaltensweisen. Als Wissenschaftlerin verlieren Sie sich nicht in der Materie, sondern behalten den Überblick. Sie haben Ihre Methoden: beobachten und beschreiben, ohne einzugreifen. Denn sonst verfälschen Sie ja Ihre Beobachtungen und Sie würden nichts über Ihr Innenleben lernen. Ihre Arbeit findet auf der Grundlage der Unparteilichkeit, Objektivität und wertfreien Betrachtung statt. Sie werden nicht eins mit den Schemata und Modi, sondern behalten die Rolle der distanzierten Beobachterin.«

20 angelehnt an Stoddard und Afari (2016)

5.4 Die Gesunde Erwachsene und das natürliche Leid

5.4.1 Fusion mit dem Kritiker versus Defusion

Theorie

Wie das Selbst-als-Konzept (→ Kap. 5.3.2) erinnert uns der Prozess der *Fusion* an die herausragende Bedeutung der Sprache als Zugang zur Welt. Wie häufig kommt es vor, dass wir, danach gefragt, wie sich eine Situation angefühlt hat, in unseren Antworten ganz automatisch unsere Gedanken dazu beschreiben? Laut der ACT ist ein Hauptgrund für diesen Vorgang die Hyperaktivität unseres Verstandes, der Summe aller relationalen geistigen Aktivitäten. »Relational« meint hier im Sinne der Bezugsrahmentheorie, dass der Verstand vor allem damit beschäftigt ist, Dinge miteinander und mit Bewertungen, Kategorien, Schlussfolgerungen, Gründen, Vergleichen und Verweisen in Beziehung zu setzen. Die Art der Beziehung ist dabei stark beeinflusst von Kontextfaktoren wie den Bezugspersonen in der Kindheit, gesellschaftlichen Faktoren einschließlich Rollenbildern, Diskriminierungserfahrungen, Moral und Normen, Modelllernen und Beziehungserfahrungen; also unserer Lerngeschichte.

Der Verstand ist dabei natürlich kein Organ oder eine umgrenzte kognitive Funktion, sondern ein unüberschaubarer Strom geistiger Prozesse. Die gelernten und konstruierten Verbindungen zwischen den Dingen helfen uns in erste Linie, dem Leben effizient zu begegnen. Es ist sehr hilfreich, nicht jedes Mal lange überlegen zu müssen, wie ein Restaurantbesuch abläuft. Haben wir es ein paar Mal miterlebt, wissen wir, dass man erst an den Platz gebracht wird oder sich einen sucht, die Speisekarte erhält, bestellt, das Essen bekommt und isst, nach der Rechnung fragt, zahlt und geht. Ganz nebenbei laufen hier Tausende relationale kognitive Prozesse ab, vom Erkennen des Eingangs des Restaurants bis zu der Frage, ob das Essen preiswert und gut war oder nicht.

Schwierig wird es, wenn diese verbalen Prozesse überhandnehmen und stärkere Kontrolle über unsere Reaktionen ausüben als die Kontextreize selbst, wir also mehr unter unserer Einschätzung der gustatorischen Güte des Gerichts leiden als unter dem tatsächlichen Geschmack: »Das Essen war schlecht, und wenn ich für schlechtes Essen bezahlen muss, rege ich mich auf.« Sind wir dann noch fusioniert mit diesen abgeleiteten Stimulus-Relationen, d. h., nehmen sie als Wahrheit und reale Funktion der Welt um uns herum, entfernen wir uns zunehmend vom direkten Erleben der tatsächlich realen Funktionen der Kontexte. Zugegeben, wir sind einen Großteil der Zeit fusioniert mit den Produkten unseres Verstandes. Es gibt auch wenig Grund für einen ständigen Zustand der Defusion, ist es doch eben hilfreich und effizient, den mentalen Ableitungen unseres Verstandes zu folgen. Anders sieht die Sache jedoch aus, wenn die relationalen Prozesse die Form des Kritikers annehmen und wir ihre Bewertungen, Kategorisierungen, Vergleiche, Schlussfolgerungen und Verweise ohne eine dazwischengeschaltete Reflexionsstufe übernehmen und Kontextreize, beispielsweise ein freundlicher Blick unseres Gegenübers, ohne Wirkung bleiben.

FALLBEISPIEL

Paul wuchs als Kind von Wirtsleuten auf. Seine Eltern hatten selten Zeit für ihn und waren von früh bis spät mit dem Betrieb beschäftigt. Pauls Familie wohnte über der Gaststätte, morgens frühstückte er in der großen Gastroküche, aß nach der Schule im Speiseraum und machte seine Hausaufgaben an einem kleinen Tisch in der Ecke. Abends brachte seine Mutter ihn ins Bett und sagte, er solle runterkommen, wenn etwas sei. Als Kind verstand er natürlich nicht, dass seine Eltern ihn durchaus liebten, sich jedoch keine Zeit nahmen, um richtig auf ihn einzugehen. So entwickelte Paul über die Jahre das Schema »Unzulänglichkeit«, also das ausgeprägte Erleben, nicht gewollt und der Zuwendung seiner Eltern nicht wert zu sein.

Pauls Partner, mit dem er zusammenlebt, aktiviert dieses Schema ungewollt, wenn er sich zurückzieht, um sich Zeit für sich selbst zu nehmen. Pauls Kritiker stellt sofort eine Beziehung zwischen dem Verhalten des Partners und seinem Wert als Mensch her: »Du bist nicht gewollt«, »Du störst«, »Du bist es nicht wert, dass man sich mit dir abgibt«.

Paul kann diese Gedanken nicht als bloße verbale Produkte des Kritikers betrachten, sondern fusioniert sofort mit ihnen. Dies wiederum löst heftige Gefühle der Verletzung beim Kind aus und rückt gesunde erwachsene Erklärungen, wie »mein Mann hatte einen langen anstrengenden Tag und braucht etwas Ruhe«, in den Hintergrund.

Gelingt es uns nicht, uns von den Produkten des Kritikers zu distanzieren, erleben wir sie als Realität. Wir haben dann nicht nur den Gedanken »du bist wertlos«, sondern erleben uns auch über alle Kanäle als wertlos und verhalten uns entsprechend. So wie der Kritiker aus der Interaktion mit der Umwelt entsteht, also von außen nach innen wächst, verändert die Fusion unseren Blick auf die Welt von innen nach außen. Die Fusion wird sicherlich noch dadurch verstärkt, dass wir die Erfahrungen, die zur Entstehung des Kritikers und seiner relationalen Sätze geführt haben, ja tatsächlich gemacht haben. Es ist also nicht nur eine kognitiv gelernte Verbindung wie etwa »wer schön sein will, muss leiden«, sondern war unsere Lebensrealität. Als Erwachsener führt die Fusion mit dem Kritiker zu einem Wiedererleben der früheren Erfahrungen und macht gesundes erwachsenes Verhalten schwierig. Wir nehmen die negativen Bewertungen also wörtlich. Dabei vergessen wir, dass die Worte des Kritikers eben nur Worte sind, also simulierte Szenarien, die selten eine Entsprechung im Hier und Jetzt haben und denen wir nicht mehr so ausgeliefert sind wie als Kind.

Defusion beschreibt einen kompetenten Umgang mit Sprache und dem Verstand, dessen Hauptaufgabe darin besteht, Beziehungen zwischen Objekten herzustellen. Der Kritiker stellt ebensolche abgeleiteten und gelernten Beziehungen dar. Selbst wenn niemand dem Kind jemals gesagt hat, dass seine Bedürfnisse nicht wichtig sind, stellt sein Verstand automatisch diese Beziehung her, wenn die Bedürfnisse immer wieder frustriert werden. Aus der konkreten Beziehungserfahrung wird ein verbalisiertes, relationales Konstrukt: Du bist nicht wichtig. Ziel der Defusion ist es deshalb, aus diesen relationalen Aktivitäten auszusteigen und den Kritiker als das wahrzunehmen, was er ist: gelernte Worte, die keinerlei Entsprechung im Hier und Jetzt haben. Dazu gehört auch, zu verstehen, dass Sprache Erleben und Wahrnehmung stärker dominiert als alles andere und wir den Kritiker deshalb häufig als so mächtig erleben. Die Worte des Kritikers ergeben dann einen Kontext, innerhalb dessen sich das Kind abgewertet, einsam, traurig oder verletzt fühlt.

Statt die Inhalte der Kritikerbotschaften zu verändern (»Du bist wertvoll!«), wie es die kognitive Welle der Verhaltenstherapie vorschlägt und es teilweise auch in der in der Schematherapie praktizierten Entmachtung des Kritikers geschieht, zielt Defusion darauf ab, den funktionalen Kontext der verbalen Botschaften des Kritikers zu ändern. Das bedeutet vor allem, sich in der Betrachtung der Botschaften weg von deren Inhalt und hin zu ihrer Funktion, der verbalen Organisation des Erlebens, zu wenden. Beobachten wir einfach, wie wir fortlaufend die Welt und unser Erleben verbal organisieren, stellen wir fest, dass eine Vielzahl von verbalen Konstruktionen auftaucht, die sich mitunter widersprechen. Die Kritikerbotschaften sind nur ein paar Worte unter vielen. Schaffen wir es dann noch, nicht zu unterscheiden zwischen den Worten hinsichtlich ihrer angeblichen Wahrheit und Wichtigkeit, sind wir ein gutes Stück auf dem Weg der Defusion gegangen. Dadurch verliert die Kritikerbotschaft ihre Kontextfunktion und das Kind hat die Freiheit, sich so zu fühlen, wie es sich im Hier und Jetzt fühlt.

FALLBEISPIEL

Paul hat sich angewöhnt, die Botschaften des Kritikers laut und mit verzerrter Stimme auszusprechen, wenn er sie bemerkt. Dann sagt er mit hoher, quietschender Stimme »Du bist nicht gewollt« oder brummt ein tiefes »Du störst«. Manchmal stellt er sich auch einen Kritikerpapagei vor, der auf seiner Schulter sitzt, und krächzt zwanzigmal hintereinander »Du bist wertlos«. Wenn er Lust dazu hat, singt er wie Pavarotti zur Melodie von »La donna è mobile«: »Du bist es echt nicht wert, dass man sich mit dir abgibt.« Paul bemerkt, dass die Botschaften ihn dadurch weniger verletzen, und er fühlt sich nur noch selten wie ein abgewiesenes Kind. Das hilft ihm dabei, zu verstehen, dass sein Partner manchmal Zeit für sich braucht und sein Rückzug nicht als Abwertung seiner Person gemeint ist.

Praxis

Defusionsübungen lassen sich nicht eindeutig von Übungen zu Selbst-als-Kontext (→ Kap. 5.3.2) abgrenzen, da beide die Trennung des Beobachter-Ichs vom inneren Erleben erreichen wollen. Während Selbst-als-Kontext jedoch mehr eine Art Übersicht aus der Vogelperspektive beschreibt, ist die Defusion der Prozess des Lösens aus der Verschmelzung mit dem Kritiker, also den nicht hilfreichen Produkten mentaler Simulation. Da Defusion schwierig zu verstehen ist, sollen die folgenden Übungen zum tatsächlichen Erleben der Defusion führen.

ÜBUNGEN Blätter auf dem Bach[21]

»Schließen Sie die Augen und stellen Sie sich einen langsam fließenden Bach vor. Das Wasser ist klar und sieht erfrischend aus. Im Flussbett sehen Sie bunte Kiesel und Wasserpflanzen. Der Bach fließt durch ein grünes Tal. Er sprudelt über Felsen und mäandert um Bäume herum. Ab und zu fallen von diesen Bäumen große Blätter in den Bach und treiben davon. Sie sitzen an einer besonders schönen Stelle in der Sonne und sehen den Blättern zu, wie sie an Ihnen vorbeiziehen.

Werden Sie sich nun der Botschaften des Kritikers bewusst. Vergegenwärtigen Sie sich, was der Kritiker immer wieder zu Ihnen sagt. Vielleicht spüren Sie auch, wie sich das Kind dabei fühlt. Schauen Sie sich an, wie die Botschaften des Kritikers vor Ihnen erscheinen. Als Worte, als Bilder, als Menschen. Setzen Sie nun die Botschaften des Kritikers, so wie Sie sie sehen, eine nach der anderen auf ein Blatt. Lassen Sie sich dabei Zeit. Vergegenwärtigen Sie sich die Botschaft und setzen Sie sie auf das nächste Blatt, das vorbeitreibt. Sie dürfen die Botschaften gehen lassen. Es geht darum, die Blätter einfach vorbeitreiben zu lassen, ohne einzugreifen. Lassen Sie den Fluss so fließen, wie er fließt. Lassen Sie die Botschaften so, wie sie auf den Blättern sitzen. Verändern Sie nichts. Halten Sie inne und nehmen Sie zur Kenntnis, was hier geschieht. Legen Sie in Ihrem Gedächtnis ab, dass die Botschaften des Kritikers unberührt auf den Blättern von Ihnen wegtreiben. Beobachten Sie den Kritiker einfach. Und wenn eine neue Botschaft kommt, setzen Sie diese auf ein Blatt und lassen Sie sie in das Tal hinabtreiben. Beobachten Sie eine Weile diesen Strom aus Botschaften und Blättern.«

21 angelehnt an Hayes und Smith (2007)

ANLEITUNG FÜR DIE THERAPEUTIN Kritiker erzeugen Begründungen[22]
Fusion mit den Botschaften des Kritikers setzt einen automatischen kognitiven Prozess in Gang, dem in der ACT ein zentraler Beitrag zur psychischen Inflexibilität zugeschrieben wird: die Suche nach Begründungen. Es ist eine fundamentale Eigenschaft unseres Denkens, Gründe für alle möglichen Vorgänge um uns herum zu finden. So wird die Welt vorhersagbar und kontrollierbar. Häufig liegen die Gründe jedoch im Dunkeln oder sind so komplex, dass wir sie kaum durch automatisches Denken eruieren können. Ähnliche Prozesse spielen sich auch als Folge der Kritikerbotschaften ab. Vielleicht kennen Sie das von Ihren Patientinnen oder sich selbst. Der Kritiker sagt: »Du bist nichts wert«, die Patientin stimmt zu und führt sofort ein paar Begründungen an: »Ich habe keinen tollen Job«, »Ich habe nur wenige Freundinnen«, »Meine Eltern waren nicht gut zu mir«. Natürlich besteht keine kausale Verbindung zwischen diesen vermeintlichen Begründungen und der Kritikerbotschaft, sie sind stattdessen automatisch konstruiert. Leider verstärken diese Begründungen die Fusion mit den Botschaften, da sie die Kritikeraussagen elaborieren und in ein Netz aus Bedeutungen und Bezügen zum Leben der Patientin einbinden. In der folgenden Übung sollen solche automatisch konstruierten Begründungen aufgedeckt und hinterfragt werden. Sie benötigen dazu einige Klebezettel.

Schreiben Sie auf die Zettel die Kernbotschaften des Kritikers, beginnend mit »Du bist …«. Laden Sie die Patientin dazu ein, diese Zettel an verschiedene Objekte im Therapieraum zu kleben. Anschließend soll sie nach Begründungen suchen, warum beispielsweise der Aktenschrank dumm ist, die Taschentuchbox faul oder das Bücherregal wertlos. Die Patientin wird überrascht sein, wie leicht sich diese Aussagen begründen lassen.
Fragen Sie die Patientin, wie sie es findet, dass die Botschaften scheinbar so willkürlich zu allem passen. Falls die Patientin anmerkt, sie habe ja schon gelernt, dass man eigentlich gar nicht bewerten soll, verdeutlichen Sie, dass wir gar nicht anders können als zu bewerten, da dies eine Grundfunktion unseres Verstandes ist und dies manchmal in Form des Kritikers passiert. Vielmehr geht es darum, zu verstehen, was Bewertungen sind: willkürliche, durch Sprache mit Objekten und Menschen verbundene Aussagen. Merken Sie später, dass die Patientin mit Kritikerbotschaften fusioniert, können Sie sie fragen, ob der Kritiker gerade wieder Klebezettel verteilen.

22 angelehnt an Wengenroth (2012)

ÜBUNGEN Der Kritikerzug[23]

»Stellen Sie sich vor, Sie stehen auf einer Brücke, die über eine Zugstrecke führt, und Sie schauen auf zwei parallel laufende Gleise hinab. Auf jedem dieser Gleise fährt langsam ein sehr langer Güterzug mit oben offenen, leeren Waggons.

Stellen Sie sich vor, dass der Zug auf der linken Seite Kritikerbotschaften transportiert. Der Zug auf der rechten Seite transportiert Erinnerungen und Bilder, die mit dem Kritiker zusammenhängen.

Vergegenwärtigen Sie sich nun die Botschaften des Kritikers. Vielleicht gab es in den letzten Tagen eine Situation, in welcher der Kritiker besonders laut war? Vielleicht gibt es auch Botschaften, die Sie sehr häufig, auch jetzt gerade, hören? Bleiben Sie auf der Brücke stehen und werfen Sie diese Botschaften einfach von der Brücke in die Waggons des linken Zuges. In Ihrem Tempo, so wie die Botschaften kommen. Lassen Sie die Botschaften zu sich kommen, öffnen Sie sich. Beobachten Sie einfach, was da so kommt. Wieder eine Botschaft: ab in den Waggon. Wenn Sie feststellen, dass Sie abdriften und an etwas anderes denken oder vielleicht sogar im Kampf mit einer Botschaft mit hinab in den Waggon gestürzt sind, kehren Sie einfach wieder auf die Brücke zurück. Beobachten Sie wieder, was für Botschaften kommen, und werfen Sie diese in die Waggons.

Vielleicht kommen bei der Betrachtung der Botschaften Erinnerungen und Bilder von Situationen und Menschen auf. Lassen Sie diese von der Brücke in den rechten Zug fallen. Lassen Sie die Bilder zu sich kommen, öffnen Sie sich. Lassen Sie sie einfach von der Brücke in die Waggons fallen.

Wenn es Ihnen gelingt, auf der Brücke zu bleiben, fahren nun unter Ihnen zwei Züge mit Kritikerbotschaften und -bildern vorbei, die nichts mit Ihnen zu tun haben. Sie sind völlig getrennt von diesen Inhalten und können sie von dort oben beobachten. Sollten Sie die Brücke verlassen und doch mit einer der Botschaften oder Erinnerungen verschmelzen, beobachten Sie einfach interessiert, wie es dazu kam, kehren zurück auf die Brücke und nehmen die Distanz zum Kritiker ein. Achten Sie einfach eine Weile darauf, was in Ihnen auftaucht.«

23 angelehnt an Hayes und Smith (2007)

ÜBUNGEN Kritiker auf See

»Stellen Sie sich vor, Sie stehen an einem Strand am Meer. Es weht eine steife Brise, das Meer ist bewegt, die Wellen bilden hohe Berge und Täler. Da nehmen Sie ein Boot wahr, das nicht weit entfernt vor dem Strand vorbeifährt. Mit dem Spiel der Wellen bewegt es sich auf und ab. Mal steht es oben auf dem Wellenkamm und ist weithin zu sehen, manchmal verschwindet es vollständig in einem Tal. Sie beobachten eine Weile dieses Auf und Ab. Da fällt Ihnen auf, dass das Boot nicht leer ist. Sie blicken noch einmal genauer hin und in dem Moment, in dem das Boot wieder auf dem Wellenkamm steht, erkennen Sie den Kritiker und seine Botschaften, in dem Boot sitzend. Vielleicht sehen Sie dort Wörter, Sätze, Personen oder Bilder aus der Erinnerung. Beobachten Sie einfach, wie der Kritiker auf- und abtaucht, so wie Gedanken kommen und gehen, mal näher sind, mal weiter weg. Lassen Sie sich Zeit bei der Betrachtung und bekommen Sie ein Gefühl dafür, wie es ist, wenn der Kritiker so auf- und abtaucht.

Wenn Sie merken, dass Sie mit Ihren Gedanken auf das Boot gehen und anfangen zu kämpfen oder eins zu werden mit dem Kritiker, kehren Sie zurück zum Strand und beobachten einfach wieder das Auf und Ab. Das Boot steht nicht unter Ihrer Kontrolle. Sie können einfach nur beobachten. Vielleicht kommen weitere Erinnerungen und Botschaften dazu, während Sie das Boot beobachten. Setzen Sie diese zu den anderen in das Boot. Und sehen Sie zu, wie die Botschaften auftauchen und verschwinden.

Blicken Sie nun etwas weiter auf die See hinaus. Hinter den Wellen steht ein Berg auf einer Insel. Dieser Berg steht für Ihre Werte und Bedürfnisse. Sie möchten sich eigentlich in Richtung dieses Berges bewegen. Der Kritiker wird dabei hin und wieder aus den Wellen auftauchen. Sie schieben Ihr eigenes Boot vom Strand in das Wasser. Wohin werden Sie fahren? Dem Kritiker hinterher oder zu der Insel mit dem Berg?«

ANLEITUNG FÜR DIE THERAPEUTIN

Wenn sich der Kritiker einmischt, obwohl er nicht zuständig ist[24]

Der Kritiker hat die Tendenz, sich überall einzumischen. Er ist immer dort, wo wir sind, und wir können ihn nicht abschalten. Dadurch entsteht bei uns möglicherweise der Eindruck, wir bräuchten den Kritiker. Umso mehr, als wir ihn früher ja wirklich gebraucht haben. Dabei ist er heute zu nichts mehr nutze, er ist also nie für etwas zuständig.

Diese Übung hat vier Schritte:

- Besprechen Sie mit der Patientin, in welchen Situationen sich der Kritiker eingemischt hat, obwohl er gar nicht zuständig ist.
- Formulieren sie gemeinsam die Kernbotschaften des Kritikers in diesen Situationen.
- Evaluieren Sie, was dabei herausgekommen ist, wenn die Patientin in diesen Situationen auf die Botschaften gehört hat.
- Überlegen Sie, inwiefern dieses Verhalten mit den Werten und Bedürfnissen der Patientin vereinbar ist.

24 angelehnt an Wengenroth (2012)

ÜBUNGEN Salz, Salz, wertlos[25]

Eine Defusionsstrategie besteht darin, den Wörtern ihren Sinn zu rauben. Wörter, mit denen wir gelernt haben, bestimmte Bedeutungen und Selbstreferenzen zu verknüpfen, verlieren dadurch ihre wörtliche Bedeutung und damit ihre Fähigkeit, emotionales Leid beim Kind auszulösen. Beginnen Sie diese Übung mit einem neutralen Wort wie »Salz« und, wenn das funktioniert, einer der Kritikerbotschaften oder Schlüsselwörter aus diesen Botschaften.

»Bitte sprechen Sie das Wort ›Salz‹ aus. Was löst das bei Ihnen aus? Wie würden Sie Salz beschreiben? Welche Farbe und Struktur hat Salz? Was verbinden Sie mit dem Geruch von Salz? Wie beschreiben Sie den Geschmack? Wie fühlt es sich an, wenn man Salz im Mund und zwischen den Zähnen hat? Was für Assoziationen und Bilder haben Sie noch mit Salz?
Sehen Sie Salz irgendwo in diesem Raum? *[Wahrscheinlich ist dies nicht der Fall, also können wir davon ausgehen, dass Ihre Patientin »nein« antwortet.]* Trotzdem können Sie Salz sehen, schmecken, riechen, vielleicht auch im Mund fühlen. Sie hatten sogar bestimmte Reaktionen darauf, wie etwa … *[hier Bezug auf die Angaben der Patientin nehmen]* Und so funktioniert Sprache. Was wir sagen und denken, aktiviert alle möglichen anderen Dinge in uns. Gefühle, Erinnerungen und sogar bestimmte Verhaltensweisen. Hier ist es wichtig, zu verstehen, dass all diese Verknüpfungen gelernt sind. Ein Wort ist eigentlich nur ein Wort. Was ich damit meine, finden wir gleich heraus.
Ich lade Sie ein, nun etwas mit mir auszuprobieren. Wir werden zusammen immer wieder das Wort ›Salz‹ laut aussprechen, so schnell wir können. *[Tun Sie dies nun eine Minute lang. Feuern Sie Ihre Patientin dabei an, schneller und lauter zu sprechen.]*
Stopp! Was ist mit dem Salz passiert? *[Geben Sie der Patientin Zeit, Ihre Erfahrung zu berichten. Wahrscheinlich hat das Wort für Sie jegliche Bedeutung verloren.]* Durch das häufige Wiederholen des Wortes ist jegliche vorherige Bedeutung verloren gegangen und übrig geblieben ist ein bedeutungsloses Geräusch.
Wie wäre es, wenn wir das mal mit einem der Wörter ausprobieren, die der Kritiker zu Ihnen sagt? *[Wiederholen Sie den Ablauf der Übung und die gemeinsame Auswertung.]*«

25 angelehnt an Stoddard und Afari (2016); Titchener (1915)

ÜBUNGEN Ein Versager, ein guter Versager

Ähnlich wie das schnelle Wiederholen in der Übung »Salz, Salz, wertlos« kann Singen bei der Defusion helfen. Suchen Sie hierzu wieder gemeinsam mit Ihrer Patientin eine Botschaft des Kritikers aus. Sie können entweder die ganze Botschaft singen oder nur die Schlüsselwörter.

»Sie beschreiben häufig, wie der Kritiker zu Ihnen sagt, Sie wären einfach ein Versager. *[entsprechend anpassen]* Niemand interessiere sich für Sie. Häufig sind Sie mit der Botschaft des Kritikers sehr fusioniert, d. h. es fällt Ihnen schwer, nicht mit dem Gedanken zu verschmelzen und ihn als das zu sehen, was er ist: ein Wort mit gelernter Bedeutung. Das belastet Sie und führt dazu, dass Sie Ihr Leben nicht so gestalten, wie Sie es eigentlich möchten. Deshalb schlage ich Ihnen ein Experiment vor.

Gibt es ein Lied, dessen Melodie Ihnen besonders geläufig ist? Ich möchte das Lied gemeinsam mit Ihnen singen. *[Falls Sie den Liedvorschlag der Patientin nicht kennen, versuchen Sie, ein ihnen beiden bekanntes Lied zu finden. Es ist auch nicht wichtig, dass die Silbenzahlen von Kritikerbotschaft und Liedtext übereinstimmen. Ein komödiantisches Element hilft bei der Defusion.]* Doch statt des eigentlichen Textes werden wir die Botschaft des Kritikers singen.

Also, singen wir! *[Singen Sie ungefähr eine Minute lang gemeinsam mit der Patientin die Botschaft zur Melodie. Unternehmen Sie gerne mehrere Versuche.]*

Was haben Sie dabei erlebt? Was konnten Sie beobachten in Bezug auf die Kritikerbotschaft und Ihre Fusion damit? *[Lassen Sie sich Zeit für die Ausführungen der Patientin.]* Sie haben vielleicht bemerkt, wie die Wörter ihre Bedeutung verlieren und im Kontext des Liedes nur noch eine Aneinanderreihung von Buchstaben darstellen. Vorherige Verknüpfungen mit dem Lied verschwimmen und neue tauchen auf. Nichts mehr oder weniger ist der Kritiker.«

ANLEITUNG FÜR DIE THERAPEUTIN Das Kritikerposter

Schreiben Sie auf ein Papier eine Kernbotschaft des Kritikers, die gerade besonders relevant für die Patientin ist. Kleben Sie dieses Papier auf Augenhöhe der Patientin an die Wand und bitten Sie sie, sich so nah wie möglich davorzustellen, die Patientin soll die Botschaft gerade noch lesen können. Bitten Sie die Patientin, zu beschreiben, wie sie sich fühlt, wenn sie den Satz liest. Wie leicht fällt es ihr, die Umgebung wahrzunehmen? Wie frei und flexibel fühlt sie sich?

Bitten Sie die Patientin nun, langsam rückwärts von der Wand zu gehen. Ihr Blick bleibt dabei auf dem Kritikerposter. Die oben genannten Fragen können alle paar Schritte erneut besprochen werden. Zum Schluss kann die Patientin sich wieder in ihren Stuhl setzen und ab und zu, im weiteren Verlauf der Sitzung, mit ihrem Blick zwischen dem Poster und der Umgebung wechseln. Besprechen Sie, dass Defusion nicht bedeutet, zu vergessen, zu verdrängen, zu vermeiden oder nicht zu denken, sondern die Verschmelzung mit dem Kritiker zu lösen, während er weiterhin präsent ist. Überlegen Sie, in welchen alltäglichen Situationen die Patientin ganz nah am Poster steht und welche Folgen das hat. Überlegen Sie dann, in welchen Situationen sie defusioniert ist und das Poster aus der Ferne betrachten kann.

ÜBUNGEN Fliegenfischen[26]

»Haben Sie schon einmal vom Fliegenfischen gehört? Der Fischer kennt sich besonders gut damit aus, was Forellen gerne fressen. Er bindet Imitate dieser Fliegen an eine besondere Angel. Dann bewegt er die Angel so, dass sich die Fliegenattrappen genau so verhalten wie echte Fliegen. Die Forellen halten die Imitate für echt und beißen an.

Der Kritiker ähnelt diesen Fliegenfischern. Dabei sind die Fliegenimitate die Botschaften und Sie sind die Forelle. Der Kritiker braucht in manchen Situationen nur ein bisschen mit seinen Botschaften zu wackeln und schon beißen Sie an. Die Botschaften wirken auf Sie dabei so real wie die Fliegenimitate auf die Forellen. Sie beißen also an und schon hat der Kritiker Sie am Haken. Sie sind unfrei und können nicht mehr dorthin schwimmen, wohin Sie eigentlich wollten. Sie können natürlich kämpfen, alle Energie aufbringen, die Sie haben, aber dadurch treiben Sie den Haken nur immer tiefer hinein.

Auf unserer Fahrt auf dem Fluss des Lebens begegnen wir immer wieder diesen Fliegenimitaten, die der Kritiker auswirft. Dagegen können wir nichts tun. Wir können uns aber entscheiden, nicht anzubeißen. Dazu müssen wir lernen, die Fliegen immer besser zu erkennen. Dadurch werden wir flexibler und können in die Richtung unserer Werte und Überzeugungen schwimmen.«

---

26 angelehnt an Stoddard und Afari (2016)

ANLEITUNG FÜR DIE THERAPEUTIN Der Kritiker früher und heute

Der Kritiker stellt die internalisierten Verhaltensweisen und Zuschreibungen der Bezugspersonen in der Kindheit der Patientin dar. Zu dieser Zeit war das Introjekt ein funktionaler und wichtiger Modus, weil er es der Patientin ermöglichte, automatisch und in kürzester Zeit Situationen und Interaktionen zu bewerten und sich entsprechend zu verhalten. So hilft beispielsweise die automatisch aktivierte Kritikerbotschaft »Deine Bedürfnisse sind nicht wichtig« einem Kind, das Eltern hat, die wenig Interesse für seine Bedürfnisse und Gefühle zeigen.

Nehmen wir an, die Mutter kommt müde von der Arbeit und kümmert sich erst einmal um sich. Das Kind hat die Mutter vermisst, will mit ihr kuscheln und spielen. Es hat aber gelernt, dass die Mutter schnell gereizt und manchmal sogar wütend wird, wenn es ihr seine Bedürfnisse nach einem Arbeitstag mitteilt. Diese Abweisung wäre schmerzvoller, als der Kritikerbotschaft zu folgen und alleine im Zimmer zu spielen. So hilft die als Kritiker internalisierte Botschaft der Mutter dem Kind, sich vor weiteren emotionalen Verletzungen zu schützen. Der Kritiker bekommt dadurch eine stabilisierende Wirkung, was es später schwerer macht, sich von ihm zu lösen. Ändert sich der Kontext, weil das Kind erwachsen wird oder neue Bezugspersonen mit bedürfnisorientierten Beziehungsangeboten in sein Leben treten, wird der Kritiker dysfunktional und steht einer Bedürfnisbefriedigung im Weg. Auf diesem theoretischen Hintergrund baut die folgende Übung auf. Sie können die Übung mündlich durchführen oder mithilfe eines Whiteboards oder Flipcharts.

Besprechen Sie mit der Patientin, wie oben beschrieben, die funktionalen und dysfunktionalen Aspekte des Kritikers in Bezug auf Kindheit und Erwachsenenleben. Wenn Sie die Übung schriftlich durchführen, zeichnen Sie eine Tabelle mit drei Spalten und so vielen Zeilen, wie der Kritiker Kernbotschaften hat. In die linke Spalte schreiben Sie die jeweilige Kernbotschaft. Die mittlere Spalte steht für das Früher, hier können Sie mit Stichpunkten notieren, warum die Kritikerbotschaft früher in den Interaktionen mit den engen Bezugspersonen hilfreich war. In die rechte Spalte schreiben Sie die dysfunktionalen Aspekte und Folgen der Kritikerbotschaften heute. Wenn die Patientin der Meinung ist, dass der Kritiker auch heute noch funktional ist, weil er beispielsweise beim Abnehmen oder in der Arbeit hilft, erinnern Sie sie daran, dass so ein bedürfnisferner Lebensstil emotional nicht nachhaltig ist und eine flexible, von der Gesunden Erwachsenen gesteuerte Lebensgestaltung zufrieden, gesünder und leistungsfähiger macht.

ÜBUNGEN Hände als Kritikerbotschaften[27]

»Stellen Sie sich vor, Ihre Hände sind Gedanken. Halten Sie beide Hände mit aufwärts gerichteten Handflächen dicht nebeneinander, als ob sie die beiden Seiten eines geöffneten Buchs wären. Führen Sie dann langsam und ruhig Ihre Hände zum Gesicht, bis sie ganz aufliegen. Schauen Sie nun eine Weile durch die Ritzen zwischen den Fingern auf Ihre Umgebung.

Wie wäre es, wenn Sie den ganzen Tag so herumliefen? Wenn Ihre Hände immer Ihre Augen bedecken würden? Wie stark wären Sie dadurch eingeschränkt? Was würden Sie alles nicht wahrnehmen? Wie flexibel könnten Sie noch auf Ihre Umwelt reagieren? Wie würde es sich auf Ihre Fähigkeit, mit Menschen in Kontakt zu treten, auswirken? Auf Ihre Arbeitsfähigkeit?

Mit den Händen vor den Augen durch die Welt zu gehen ähnelt dem Zustand der Fusion mit den Kritikerbotschaften. Sie sind so verschmolzen mit diesen Botschaften, dass Sie zu wichtigen Teilen Ihres Erlebens im gegenwärtigen Augenblick den Kontakt verlieren. Das wirkt sich wiederum sehr auf Ihre Flexibilität und Fähigkeit, bewusst und effektiv zu handeln, aus.

Bedecken Sie Ihre Augen noch einmal mit den Händen. Führen Sie nun die Hände ganz langsam nach unten. Achten Sie darauf, während die Hände nach unten sinken, dass es Ihnen viel leichter fällt, mit Ihrer Umgebung in Kontakt zu treten. Das entspricht der Defusion. Wenn Sie die Hände senken, verschwindet der Kritiker nicht einfach, aber Sie erreichen eine gewisse Distanz zu seinen Botschaften. Und wenn Sie diese Distanz haben, können Sie sich stärker und flexibler engagieren und so die Freiheit gewinnen, Ihren Werten entsprechend zu handeln.«

27 angelehnt an Harris (2011)

ÜBUNGEN Der Kritiker als Geschichtenerzähler[28]

»Der Kritiker ist der größte und lauteste Geschichtenerzähler. Es gibt wenige Momente, in denen er die Klappe hält. Eigentlich hat er immer etwas zu sagen. Wenn wir ehrlich sind, erzählt er stets die gleichen Geschichten. Trotzdem möchte er ständig unsere Aufmerksamkeit und er wird immer genau die Dinge sagen, die unsere Aufmerksamkeit auf sich ziehen. Fieses, Schmerzvolles, Abwertendes, Ängstigendes; Botschaften, durch die sich das Kind traurig, hoffnungslos, wertlos, alleine, wütend, im Stich gelassen, falsch, kaputt oder schlecht fühlt. Einige dieser Botschaften haben ihren Ursprung in Situationen, die Sie erlebt haben. Vielleicht müssen Sie beim Kritiker an bestimmte Menschen denken. Also könnten Sie sagen, es ist ja wahr, was der Kritiker sagt. Zumindest haben Sie früher Dinge erlebt, die Sie so haben fühlen lassen. Das heißt aber nicht, dass sie heute noch wahr sind. Der Kritiker möchte Sie allerdings davon überzeugen. Sie sollen die Welt weiterhin nur auf diese Art sehen. Dabei sind das jetzt nur noch Bewertungen, Annahmen, Urteile. Sie müssen entscheiden, ob diese Botschaften für Sie hilfreich sind. In der Therapie geht es darum, zu lernen, dass diese Botschaften nicht nützlich für Sie sind, wenn Sie Ihr Leben nach Ihren Werten ausrichten möchten. Ich möchte Sie zu einer Übung einladen. Wir sprechen nun eine Minute lang nichts und Sie hören einfach nur dem Kritiker zu.«

Besprechen Sie danach, was Ihre Patientin bei der Übung beobachtet hat. Sind die Botschaften des Kritikers in irgendeiner Form nützlich? Falls Patientinnen hier angeben, die Botschaften trieben Sie an, mehr zu leisten oder ein besserer Mensch zu werden, im Sinne von leistungsbezogenen oder angepassten Bewältigungsmodi, diskutieren Sie gemeinsam darüber, dass dies ein bedürfnisorientiertes und wertebezogenes Leben verhindert. Es mögen sich dabei zwar kurzfristig äußerliche Erfolge einstellen, es ist damit jedoch kein nachhaltiger Ansatz ein Leben zu gestalten.

Sie können auch später auf diese Metapher zurückkommen, wenn die Patientin mit dem Kritiker fusioniert ist: »Heute lauschen Sie wieder dem Geschichtenerzähler«, »Der Geschichtenerzähler hat großes Publikum heute«, »Sie hängen ja förmlich an den Lippen dieses Geschichtenerzählers«.

28 angelehnt an Harris (2011)

ÜBUNGEN Der Kritiker als Marktschreier

»Wir können uns den Kritiker als Marktschreier vorstellen. Er hat einen großen Stand und schreit seine Botschaften über den ganzen Markt. Er möchte Sie zu seinem Stand locken und dafür schreit er, so laut er kann, mit den fiesesten Botschaften, die ganz sicher Ihre Aufmerksamkeit erregen. Stellen Sie sich nun vor, Sie gehen über diesen Markt und möchten eigentlich zu ganz anderen Ständen gehen. Zu den Ständen, die Ihnen wichtig sind, wo Sie die Dinge bekommen, die Sie wirklich brauchen. Sie müssen aber vorbei an dem Stand des Kritikers.

Wenn Sie nun zu ihm an den Stand gehen und anfangen, mit ihm zu verhandeln, ihn von etwas überzeugen wollen oder sich von ihm anschreien lassen und am Ende alles kaufen, was er im Angebot hat, sind Sie fusioniert. Sie verbringen viel Zeit an einem Stand, an dem Sie gar nicht sein wollen, schaffen es vielleicht nicht mehr zu den Ständen, die Sie wirklich interessieren. Und sicherlich fühlt es sich nicht so angenehmen an, sich mit dem Kritiker auseinanderzusetzen.

Stattdessen könnten Sie einfach weitergehen. Dadurch werden die Botschaften weder leiser noch netter. Der Kritiker hört auch nicht auf zu schreien. Aber Sie können sich frei bewegen und flexibel über den Markt gehen. Sie können sich in Ruhe allen Ständen und Angeboten zuwenden, die für Sie hilfreich und wichtig sind. Dann sind Sie defusioniert und flexibel.«

ÜBUNGEN Nicht tun, was der Kritiker sagt[29]

»Bestimmt erleben Sie immer wieder Situationen, in denen sich der Kritiker meldet und Sie dazu drängt, sich auf eine bestimmte Art zu verhalten, und gleichzeitig haben Sie sich in Ihrem Verhalten nicht nach dieser Botschaft gerichtet. Das heißt, es ist grundsätzlich möglich, den Kritiker wahrzunehmen und sich anders zu verhalten. Auch wenn das bei Ihnen vielleicht bisher nur selten vorkam.

Lassen Sie uns gemeinsam solche Situationen betrachten. Dabei ist es egal, ob es um große und wichtige Anlässe oder alltägliche Kleinigkeiten geht. Suchen Sie in Ihrer Erinnerung nach passenden Situationen.«

Beschreiben Sie am Flipchart oder am Whiteboard mit Stichpunkten die Situation, schreiben darunter die Botschaft des Elternmodus und darunter, was die Patientin gleichzeitig getan hat. Sammeln Sie so gemeinsam mit Ihrer Patientin verschiedene Situationen und überlegen Sie, wie sie diese Erfahrungen auf andere Situationen, in denen die Defusion noch nicht gelingt, übertragen kann.

29 nach Wengenroth (2012)

ÜBUNGEN Dem Kritiker beim Senden von Botschaften zuschauen

»Bitte schließen Sie die Augen und beobachten Sie den Kritiker beim Senden von Botschaften. Achten Sie auf seine Stimme, die immer wieder diese Botschaften hervorbringt. Sie bewertet, straft, fordert, macht sich lächerlich, schimpft. Lassen Sie diese Botschaften kommen und gehen. Und wenn der Kritiker diese Übung oder Sie bewertet, nehmen Sie dies einfach als weitere Botschaft zur Kenntnis und schauen, was als Nächstes kommt. Vielleicht kommen auch Sätze der Gesunden Erwachsenen.

Gehen Sie verschiedene Lebensbereiche durch und beobachten Sie, was der Kritiker dazu zu sagen hat.

- Fangen wir bei Ihren Beziehungen an. Das können Freundinnen oder eine romantische Beziehung sein. Was sagt der Kritiker dazu? Bleiben Sie unbewegt, wenn eine Botschaft kommt. Beobachten Sie einfach, wie die Botschaften von alleine und automatisch kommen und wieder gehen.
- Denken Sie nun an die Arbeit oder Ausbildung. Und wenn Sie keine Arbeit haben, denken Sie daran. Was sagt der Kritiker dazu? Bleiben Sie unbewegt, wenn eine Botschaft kommt. Beobachten Sie einfach, wie die Botschaften von alleine und automatisch kommen und wieder gehen.
- Denken Sie nun an Ihre Freizeit und Hobbies. Was sagt der Kritiker dazu? Bleiben Sie unbewegt, wenn eine Botschaft kommt. Beobachten Sie einfach, wie die Botschaften von alleine und automatisch kommen und wieder gehen.
- Denken Sie nun an Ihren Umgang mit sich selbst. Was sagt der Kritiker dazu? Bleiben Sie unbewegt, wenn eine Botschaft kommt. Beobachten Sie einfach, wie die Botschaften von alleine und automatisch kommen und wieder gehen.

Vielleicht merken Sie, wie der Kritiker einmal Pause macht. Fließen die Botschaften schnell oder kommen sie nur stockend? Sagen sie immer dasselbe oder gibt es Abwechslung? Beobachten Sie einfach, was da kommt.

- Denken Sie nun an Ihre Wünsche und Träume. Was sagt der Kritiker dazu? Bleiben Sie unbewegt, wenn eine Botschaft kommt. Beobachten Sie einfach, wie die Botschaften von alleine und automatisch kommen und wieder gehen.
- Denken Sie nun Ihre Bedürfnisse und Gefühle. Was sagt der Kritiker dazu? Bleiben Sie unbewegt, wenn eine Botschaft kommt. Beobachten Sie einfach, wie die Botschaften von alleine und automatisch kommen und wieder gehen.

Bereiten Sie sich nun darauf vor, wieder in die Gegenwart zu kommen, und öffnen Sie in Ihrem Tempo die Augen.«

ÜBUNGEN Anders mit den Botschaften des Kritikers umgehen[30]

»Wie wir schon gemerkt haben, können wir den Kritiker nicht abschalten. Auch haben wir festgestellt, dass wir häufig dazu neigen, uns von seinen Botschaften abhängig zu machen. Entweder, indem wie uns ihnen unterordnen, sie bekämpfen oder Versuche unternehmen, sie nicht mehr zu hören. Nichts davon klappt langfristig. Lassen Sie uns gemeinsam überlegen, wie wir noch mit diesen Botschaften umgehen könnten.«

Üben Sie ein paar der unten angegebenen Vorschläge mit Ihrer Patientin und geben Sie ihr die Liste mit:

- Sich mit einer ironischen Stimme für die Botschaften bedanken: »Wahnsinnig hilfreicher Kommentar, vielen Dank!«
- Dem Kritiker einen Namen geben: »Nörgler, alter weißer Mann, Sklaventreiber, Oberlehrer …«
- Sich vorstellen, der Kritiker wäre ein Radio, das im Kopf spielt: »Hier ist Kritiker FM und es ist wieder Zeit, Leute fertigzumachen.«
- Sich vorstellen, der Kritiker wäre ein Papagei, der auf Ihrer Schulter sitzt und immer wieder, mit krächzender Stimme, dieselben, auswendig gelernten Botschaften wiederholt.
- Den Kritiker von sich trennen, indem Sie sagen: »Mein Kritiker sagt gerade …«
- Sich vorstellen, Sie wären Ärztin oder Therapeutin und der Kritiker käme zu Ihnen in Behandlung: »Oh, ich sehe, heute sind Sie wieder besonders unleidig und gemein. Ich verstehe, ein ganz schlimmer Fall von Kritikeritis.«
- Den Kritiker als Azubi betrachten, der bei der Arbeit helfen soll, aber nur immer das falsche Werkzeug anreicht: »Was soll ich denn mit dieser Botschaft? Die bringt mir ja überhaupt nichts gerade. Leg sie wieder zurück.«
- Sich vorstellen, der Kritiker wäre ein Geschäftspartner, der immer wieder schlechte Angebote macht: »Tut mir leid, darauf kann ich wirklich nicht eingehen. So kommen wir nicht ins Geschäft.«
- Die Botschaften laut aussprechen und verzerren:
  - Die Botschaften ganz schnell und oft hintereinander aufsagen.
  - Die Botschaften ganz langsam und immer wieder aussprechen.
  - Die Botschaften mit einem Dialekt sagen.
  - Die Botschaften mit wechselnder Stimmhöhe aufsagen.
  - Alle Vokale in der Botschaft mit einem Umlaut ersetzen (z. B. »Dü büst würtlüs«).
  - Die Botschaften in eine dafür gemachte App (z. B. DubYou) sprechen und sich verzerrt vorspielen lassen.

30 angelehnt an Hayes und Smith (2007)

- Die Botschaften in die Bebesprache umwandeln, in der auf jeden Vokal ein »b« und eine Wiederholung des Vokals folgen (z. B. »Deibeinebe Gebefühbühlebe sibind fabalsch«).

Werten Sie im Laufe der nächsten Wochen gemeinsam mit Ihrer Patientin aus, welche Erfahrungen sie beim Üben macht.

5.4.2 Das Leid des Kindes nicht erleben wollen versus Akzeptanz

Theorie

Wir erleben die verbalen Botschaften unseres Verstandes oder des Kritikers mit dem ganzen Organismus. Die Fusion mit dem Gedanken »Ich bin wertlos« erzeugt ein Gefühl der Wertlosigkeit, physiologischen Stress, eine veränderte Wahrnehmung und dysfunktionales Verhalten; ein dysfunktionales Schema wird aktiviert. Während wir unangenehme äußere Reize einfach vermeiden können, etwa indem wir einen Regenschirm aufspannen, wenn es regnet, können wir vor dem Kritiker nicht davonlaufen. Er folgt uns aufs Klo, zur Arbeit, zum Sport und ins Bett. So ist das Kind den Botschaften des Kritikers ungeschützt ausgesetzt, wie Kinder ihren Eltern und anderen Bezugspersonen in einem von Abhängigkeit geprägten Machtgefälle ausgesetzt sind. Das Kind glaubt dem Kritiker, ist also fusioniert mit ihm, wie Kinder in gewisser Weise fusioniert sind mit ihren Bezugspersonen, da sie optimal angepasst sind an die von ihnen gemachten Normen und Regeln, die das gemeinsame System organisieren. Verletzen diese Gesetze und Normen, die sich durch verbale und nonverbale Interaktionen manifestieren, die Grundbedürfnisse des Kindes, entsteht Leid. Das Leid der erwachsenen Patienten ist das aktivierte Schema, die Regression in den Kindmodus mit allen dazugehörigen Gefühlen, Emotionen, Körperzuständen und Verhaltensweisen. Da unser Organismus weder physiologisch noch psychisch gerne solche Dysbalancen erlebt, entwickeln wir Mittel und Wege, um dieses unangenehme Erleben zu vermeiden oder zumindest abzuschwächen. Die Erlebensvermeidung meint dabei nicht die Bewältigungsmodi, die zwar den Job am Ende erledigen, sondern die Haltung der Gesunden Erwachsenen gegenüber dem Erleben des Kindmodus, welche die Entwicklung dieser Mittel und Wege initiiert und vorantreibt. Indem sie in gewisser Weise kindliche Beziehungserfahrungen reinszeniert, sagt die Gesunde Erwachsene zum leidenden Kind: »Ich möchte nicht mit deinen Bedürfnissen und Gefühlen in Kontakt sein, wenn sie mir nicht passen.«

FALLBEISPIEL

Emilia interessiert sich sehr für Tennis. Ihr gefällt es, die großen Matches im Fernsehen anzuschauen, sie verfolgt die Berichterstattung und sieht sich im Internet Videos zu verschiedenen Schlagtechniken an. Als sie zum Geburtstag einen Gutschein für eine Schnupperstunde im örtlichen Tennisverein geschenkt bekommt, wird ihr sofort mulmig im Bauch und sie bekommt Angst. Sie fühlt sich ungelenk, dick und unsportlich, so wie damals im Sportunterricht, als sie von der Lehrerin vor der ganzen Klasse lächerlich gemacht wurde. Obwohl ein Teil in ihr Lust hätte, die Probestunde in Anspruch zu nehmen, entschließt sie sich, den Gutschein nicht einzulösen, weil sie sich einfach nicht diesen Gefühlen und der Situation aussetzen möchte.

Erlebensvermeidung ist der ACT-Terminus für das wahrscheinlich wichtigste transdiagnostische Symptom, das in jedem Therapieansatz beschrieben wird, in den meisten Störungsmodellen eine zentrale Stelle einnimmt, häufig diagnostisches Kriterium ist und immer bei Patientinnen zu beobachten ist. Die Wichtigkeit und Omnipräsenz der Erlebensvermeidung im Leben ist dabei keine Überraschung angesichts ihrer tiefen kulturellen und gesellschaftlichen Verankerung, wird sie doch überall propagiert und praktiziert. Eltern ertragen den Schmerz ihrer Kinder nicht und sagen ihnen, es tue ja gar nicht weh. Seit Jahrtausenden produzieren und konsumieren Menschen sedierende Getränke. Traditionelle Rollenbilder fordern Härte von Männern und werten Frauen für ihre angebliche Emotionalität (Hysterie!) ab. Da Erlebensvermeidung in manchen Kontexten erwünscht und hilfreich sein kann (z. B. während einer Prüfung), wird sie zum Problem, wenn sie unflexibel und starr auf die Bühne tritt, also auch in Situationen, in denen sie gar nicht notwendig wäre. Irgendwann kommen die Patientinnen an den Punkt, an dem sie sich eingestehen müssen, dass ihre Versuche, ihr schmerzvolle Erleben zu kontrollieren, die Sache nicht nur nicht gelöst, sondern noch viel schlimmer gemacht haben. Die ACT unterscheidet hier zwischen natürlichem Leid (die Schemata) und dem selbstgemachten Leid, das Resultat der Erlebensvermeidung ist.

Viele Patientinnen sehnen sich nach einem Aus-Knopf für ihr Leid. Während manche ihre Hoffnung dann auf Psychopharmaka setzen, hat die Psychotherapie Akzeptanz für inneres Erleben zu bieten. Akzeptanz schaltet zwar nicht das existenzielle Leid aus, ist aber ziemlich wirksam darin, selbstgemachtes Leid, das aus den Bewältigungsmodi oder der Kontrollagenda resultiert, abzubauen, quasi ein An-Knopf für das existenzielle Leid und ein Aus-Knopf für das selbstgemachte Leid. Viel mehr können wir für den Anfang gar nicht hoffen, denn was unter unserer Haut liegt, können wir nicht beeinflussen. Was wir sagen, wohin wir gehen und was wir mit unseren Händen tun, steht uns jedoch die meiste Zeit frei. Um von dieser Freiheit Gebrauch machen zu können, müssen wir jedoch akzeptieren, dass wir dadurch das existenzielle Leid deutlicher spüren.

Wir können nicht nur *ein bisschen* akzeptieren, es ist eine Alles-oder-nichts-Entscheidung, wie vom Zehn-Meter-Brett zu springen: Man kann nicht nur ein bisschen springen, entweder man bleibt oben stehen oder man springt. Wie diese Metapher zeigt, ist Akzeptanz in keiner Weise ein passiver Zustand (wie Toleranz oder Erduldung), sondern beinhaltet die behaviorale Komponente der Bereitschaft, zu jeglichen uns betreffenden, inneren und äußeren Ereignissen und Erlebnissen den Kontakt zu halten oder herzustellen und ihnen mit einer offenen, flexiblen und nicht wertenden Haltung jeden Moment neu zu begegnen. Behaviorale Bereitschaft kann ohne psychologische Akzeptanz auftreten, beispielsweise wenn wir die Voraussetzungen schaffen, mit unangenehmen Emotionen konfrontiert zu werden, etwa wenn wir Höhenangst haben und auf einen Aussichtsturm steigen, dabei aber die Augen schließen, um den Abgrund nicht zu sehen und so weniger Angst zu spüren, also keine Akzeptanz für die unangenehme Emotion üben.

Anfangs verwenden Patienten Akzeptanz häufig als weiteren Kontroll- oder Problemlöseversuch, um Leid nicht zu spüren oder wegzubekommen, und üben dabei Nicht-Akzeptanz. Um diesen Unterschied zu lernen, setzt die ACT besonders bei der Akzeptanz auf Metaphern statt auf therapeutische Instruktionen, denn geregelte und standardisierte Akzeptanz läuft schnell Gefahr, Nicht-Akzeptanz zu werden.

FALLBEISPIEL

Emilia möchte sich in Akzeptanz üben und geht nun doch zur Probestunde im Tennisverein. Zu ihrem Erschrecken stellt sie erst auf dem Platz fest, dass sie die Probestunde mit zwei anderen Spielerinnen bestreiten soll. Die beiden sehen sportlich aus und scheinen sich gut zu kennen, da sie miteinander scherzen. Eine der Frauen erzählt Emilia, dass sie als Kind gespielt habe und nun schauen wolle, wie viel Technik noch da sei. Sofort spürt Emilia, wie die Angst kommt und sie eine Zeitreise in die fünfte Klasse macht. Sie fühlt sich klein, unbeholfen und beschämt. Sie spürt den Drang, den Tennisplatz zu verlassen und auf direktem Weg nach Hause zu fahren. Da entscheidet sie, sich für dieses Erleben zu öffnen und es nicht als etwas Schlimmes oder Gefährliches wahrzunehmen, sondern als ein Gefühl, nicht mehr und nicht weniger, und ihre Aufmerksamkeit auf die Instruktionen der Trainerin zu lenken.

Praxis

Die folgenden Übungen sollen die Bereitschaft der Patientin erhöhen, sich mit unangenehmem innerem Erleben auseinanderzusetzen. Hier werden also keine Expositionsübungen beschrieben, es geht vielmehr darum, eine Haltung dem Erleben gegenüber zu entwickeln, die durch Akzeptanz und Bereitschaft die Möglichkeit schafft, werteorientiert und flexibel zu handeln. Mit der akzeptierenden Bereitschaft verwandt ist das Konstrukt der kreativen Hoffnungslosigkeit, es stellt jedoch keinen eigenen Prozess dar. Wir erleben diesen Zustand, wenn wir verstehen, dass jegliche Kontrollversuche und Bewältigungsmodi nicht hilfreich sind und noch nie wirklich funktioniert haben und wir erst einmal ratlos sind, was wir stattdessen tun könnten. Manche der folgenden Übungen adressieren auch diese kreative Hoffnungslosigkeit.

In den Übungen wird der Begriff des Kindes als Platzhalter für die verschiedenen Kindmodi verwendet. Es wird nicht näher darauf eingegangen, ob es sich dabei um ein Verletzliches oder Wütendes Kind handelt. Um werteorientiert und nicht gefühlsgetrieben zu handeln, benötigen wir immer akzeptierende Bereitschaft; die Übungen sollten deshalb auf alle Kindmodi mit unangenehmen Gefühlen passen. Natürlich können sie auch, falls nötig, an die individuellen Konstellationen angepasst werden. Und denken Sie daran, dass akzeptierende Bereitschaft eine Haltung ist und nicht Emotionsexposition.

ÜBUNGEN Kulturelle Botschaften über den »richtigen« Umgang mit den Gefühlen des inneren Kindes[31]

»Unser Umgang mit dem Kind ist zu einem großen Teil kulturell bedingt. Von Anfang an lernen wir, wie wir unangenehme Gefühle einzuordnen und zu bewerten haben.

Lassen Sie uns ein paar dieser gelernten Einstellungen betrachten und überlegen, welche davon Sie in Ihrem Umgang mit dem Kind beeinflussen:

- Wut, Angst, Traurigkeit, Einsamkeit sind negative (anstatt ›unangenehme‹) Gefühle.
- Ängstlich oder traurig zu sein ist ein Zeichen von Schwäche.
- Manche Gefühle sind krank oder unnatürlich.
- Es kann einem nur gut gehen, wenn man seine Gefühle unter Kontrolle hat.
- Gefühle sind etwas, wofür man sich irgendwie schämen muss.
- Es gibt richtige und falsche Gefühle.
- Man sollte immer so handeln, wie man auch fühlt.
- Männer dürfen keine Gefühle zeigen und Frauen sind übermäßig emotional.
- Um bestimmte Dinge zu tun, muss man die passenden Gefühle haben.
- Es gibt negative und positive Gefühle.
- Zufrieden sein bedeutet, keine negativen Gefühle zu haben.

31 angelehnt an Wengenroth (2012)

METAPHER Pendel der Gefühle[32]

»Stellen Sie sich vor, Sie sind im Kontakt mit dem Kind und haben unangenehme Emotionen. Was glauben Sie, wie lange wird dieser Zustand anhalten? Stellen Sie sich nun ein freischwingendes Pendel vor. Je höher Sie es auf der einen Seite heben, desto weiter wird es auf der anderen Seite in die Höhe steigen.

Gefühle schwingen wie ein Pendel. Das ist einfach so und wir können nichts daran ändern. Vielleicht mögen Sie die eine Seite des Pendels ganz gerne; wenn das Pendel in die angenehmen Gefühle schwingt, zu Zufriedenheit, Freude, Spaß und Entspannung. Nun ist es so, dass jeder Versuch, das Pendel mit Kraft und Kontrollversuchen in diese angenehme Richtung zu drücken, auch bewirkt, dass Sie dem Pendel die Kraft dafür geben, in die unangenehme Richtung zu schwingen. Je mehr Energie Sie also in den Versuch stecken, nicht in Kontakt mit den unangenehmen Emotionen des Kindes zu kommen, desto heftiger wird genau das passieren. Es mag schon sein, dass es Ihnen für einen Moment gelingt, das Gewicht des Pendels in der angenehmen Seite zu halten, vielleicht sogar höher zu schieben, als es von selbst gehen würde. Dies ist sehr anstrengend und letztendlich auch nicht wirksam, da das Pendel wieder in die andere Richtung schwingen wird. So sind Pendel – und so sind Gefühle. Bei manchen Menschen schwingt das Pendel von Haus aus sehr stark, bei anderen eher nicht. Auch daran können wir nichts ändern.

Nehmen wir an, es gäbe noch eine andere Möglichkeit, als mit dem Pendel zu kämpfen oder sich auf das Gewicht zu setzen und hin und her geschleudert zu werden. Wie wäre es, wenn Sie die Schnur des Pendels hinaufklettern und das Pendel von dem Punkt aus, an dem es befestigt ist, betrachten? Hier müssen Sie das Pendel schwingen lassen, wie es will, Sie können ja nicht mehr eingreifen, Kontrollversuche und Bewältigungsmodi helfen also nicht. Sie verlieren jedoch keine Energie beim Kampf mit dem Pendel und verstärken somit auch nicht die unangenehme Seite.

Bereitschaft hat damit zu tun, wie offen Sie für das natürliche Kommen und Gehen Ihrer Schemata und der Gefühle des Kindes sind. Denken Sie an Situationen in Ihrem Leben, in denen Sie diese Bereitschaft nicht spüren. Sie können davon ausgehen, dass dies besonders wichtige Situationen sind, in denen es eigentlich um Ihre Werte und Bedürfnisse geht. Wenn Sie sich dann immer wieder dazu entscheiden, das Pendel in die angenehme Seite zu drücken, haben Sie ein Problem.

Ihre Kontrollversuche, die Bewältigungsmodi, sorgen schon lange dafür, dass das Pendel immer wieder mit voller Kraft zurückkommt. Sie geben dem Pendel immer wieder Schwung. Sie können nun weiterhin versuchen, das natür-

32 angelehnt an Stoddard und Afari (2016)

liche Schwingen des Pendels zu beeinflussen, oder Sie klettern hinauf zum Punkt der akzeptierenden Bereitschaft. Von dort können Sie das Pendel schwingen lassen. Manchmal kommen dabei die Gefühle des Kindes auf, die zu Ihren Schemata gehören. Doch immerhin verlieren Sie keine Energie beim Kampf dagegen und müssen nicht mit den langfristigen unangenehmen Folgen kämpfen. Oben an der Aufhängung haben Sie die Wahl, wie Sie sich verhalten möchten. Wie würde sich Ihr Leben verändern? Was könnten Sie plötzlich tun? Womit würden Sie aufhören? Lassen Sie uns darüber sprechen.«

ÜBUNGEN Was habe ich über den Umgang mit den unangenehmen Gefühlen des Kindes gelernt?[33]

»Gefühle gehören zu Menschen. Alle Menschen haben Gefühle und es gibt viele verschiedene: Wut, Traurigkeit, Angst, Panik, Stress, Einsamkeit, Verzweiflung, Hoffnungslosigkeit, Ekel, Scham, Schuld, Langeweile, Enttäuschung usw. Wir unterscheiden uns ein wenig hinsichtlich der Situationen, welche die verschiedenen Gefühle auslösen, wobei es hier auch große Überschneidungen gibt. Wir unterscheiden uns vor allem in dem, was wir über den Umgang mit Gefühlen gelernt haben. Dieses Lernen findet vor allem in der Kindheit statt und ist deswegen maßgeblich von dem Verhalten unserer Bezugspersonen von damals beeinflusst. Als Erwachsene fühlt sich dieser Umgang dann so natürlich und alternativlos an, meistens passiert es sogar automatisch. Die Vorstellung, dass es sehr viele verschiedene Arten gibt, mit Gefühlen umzugehen, kann dann kaum möglich erscheinen.

Versuchen Sie sich zu erinnern, was Sie über den Umgang mit unangenehmen Gefühlen gelernt haben. Vielleicht auch mit den angenehmen; manche Menschen erzählen, dass sie dafür bestraft wurden, wenn sie als Kinder ausgelassene Freude empfanden. Denken Sie dabei besonders an das Verhalten Ihrer wichtigen Bezugspersonen.

Betrachten wir gemeinsame folgende Fragen:

- Welche Gefühle waren in Ihren Lebenswelten (zu Hause, Kindergarten, Schule, Sportverein etc.) als Kind wünschenswert?
- Welche Gefühle waren in Ihren Lebenswelten als Kind nicht wünschenswert?
- Für den Ausdruck welcher Gefühle wurden Sie bestraft (z. B. ignoriert, kritisiert, ausgelacht)?
- Welcher Umgang mit Gefühlen wurde Ihnen vorgelebt? Wer waren Ihre Vorbilder im Umgang mit Gefühlen?
- Welche Botschaften hat man Ihnen verbal und nonverbal über den Umgang mit Gefühlen vermittelt? Gab es dabei Regeln?
- Welche dieser Einstellungen und Verhaltensweisen beobachten Sie heute noch bei sich?
- Welche Folgen haben diese Einstellungen und Verhaltensweisen kurz- und langfristig für Ihr Leben?«

---

33 angelehnt an Wengenroth (2012)

ÜBUNGEN Können wir Gefühle kontrollieren?

»Viele unserer Probleme kommen daher, dass wir versuchen, unsere Gefühle zu kontrollieren. Wir wollen nicht in Kontakt mit den Emotionen des Kindes kommen und tun alles möglich, um das zu verhindern oder um wieder herauszukommen, wenn es einmal passiert. Manchmal sind diese Dinge nicht besonders gut für uns und haben negative langfristige Konsequenzen.

Zuerst möchte ich Sie einladen, mit mir herauszufinden, ob wir Gefühle wirklich kontrollieren können. Stellen wir uns ein paar Situationen vor und überlegen dann, wie hoch die Chance ist, unsere Gefühle in diesem Moment zu beeinflussen:

- Sie sollen sich in die nächste Person verlieben, die Sie nach unserer Sitzung auf der Straße treffen. Können Sie das Gefühl der Verliebtheit einfach anschalten?
- Sie kommen nach Hause und stellen fest, dass Einbrecher Ihre komplette Wohnung leer geräumt haben. Können Sie sich jetzt entscheiden, nichts zu fühlen?
- Man steckt Sie in einen Käfig mit einem hungrigen Löwen. Können Sie jetzt keine Angst haben?
- Sie sehen sich einen wirklich witzigen Film an und Sie sollen dabei aus tiefstem Herzen vor Traurigkeit weinen. Geht das?

Wir sehen also, dass es kaum möglich ist, Gefühle zu beeinflussen. Genauso ist es mit dem Kind. Die Gefühle, die wir in diesem Modus haben, sind häufig besonders stark und einnehmend, was die Kontrollversuche umso hoffnungsloser macht. Überlegen wir gemeinsam, welche Gefühle Sie erleben, wenn Sie im Kontakt mit dem Kind sind. *[Sammeln sie gemeinsam die relevanten Emotionen.]*

Welche Kontrollversuche haben Sie schon unternommen, weil Sie sich nicht in der Lage gesehen haben, diesen Gefühlen offen zu begegnen? In der Schematherapie nennt man diese Kontrollversuche Bewältigungsmodi. Hat es funktioniert? Sind die Gefühle für immer verschwunden? Lassen Sie uns gemeinsam darüber sprechen.«

ÜBUNGEN Schaffen Sie es, das Kind rauszuschmeißen?

»Nicht bereit sein, die unangenehmen Gefühle des Kindes zu spüren, ist zunächst einmal nachvollziehbar. Die Erfahrung zeigt uns, dass die Gefühle nicht verschwinden. Ganz im Gegenteil, sie mögen für einen Moment weg sein, dann melden sie sich umso stärker.

Stellen Sie sich vor, Sie feiern mit einigen Kindern eine Geburtstagsparty. Alle Kinder sitzen an einer langen Tafel, lachen und scherzen. Nur ein Kind, das Ihnen als Kind sehr ähnlich sieht, sitzt traurig da und starrt auf seinen Kuchen. Sie können deutlich sehen, dass es ihm nicht gut geht. Nun gehen Sie zu diesem Kind und schicken es weg. So einen jämmerlichen Anblick möchten Sie nicht auf dieser schönen Party haben. Das verdirbt ja allen nur die Stimmung. Sie können sich überlegen, wie Sie es machen: Vielleicht sind Sie wütend und schreien das Kind an. Vielleicht ist es Ihnen peinlich und Sie versuchen, das Kind rauszuschmuggeln, sodass es niemand merkt. Oder Sie heben es auf und tragen es raus. Jedenfalls ist das Kind nun draußen, Sie schließen die Tür und beobachten durch ein Fenster in der Tür, wie das Kind noch einen Moment vor der Tür stehen bleibt und dann die Straße runtertrottet. Jetzt sind Sie das Kind los und können zurück zur Party.

Wie geht es Ihnen jetzt? Wie fühlt es sich an, das Kind rauszuschmeißen? Was glauben Sie, wie es dem Kind geht?

Da klingelt es. Das Kind ist wieder da und weint nun heftig. Es wird von seinen Schluchzern richtig geschüttelt. Es ist traurig, sagt es, und möchte so gerne auf der Party bei den anderen Kindern bleiben. Sie sehen sich um, drücken schnell die Tür zu und gehen zurück auf die Party. Jetzt gibt es Torte!

Wie geht es Ihnen jetzt? Wie geht es dem Kind?

Da klingelt es zum zweiten Mal. Was tun Sie?«

ÜBUNGEN Wenn die Gefühle zurückschießen[34]

»Wissen Sie, was es bedeutet, etwas zu verschlimmbessern? Stellen Sie sich vor, Sie haben eine Suppe versalzen. Die Suppe ist noch nicht ungenießbar, aber schon ziemlich salzig. Sie erinnern sich, einmal gehört zu haben, dass man zu salzige Speisen mit Zucker retten kann. Also schütten Sie etwas Zucker dazu. Sie probieren noch einmal und merken nun, dass die Suppe sehr süß ist. Also versuchen Sie, mit etwas Salz dagegen zu arbeiten. Und so weiter. Am Ende haben Sie durch den Versuch, die Suppe zu retten, aus der noch genießbaren Suppe einen völlig ungenießbaren süß-salzigen Brei gemacht.

Genauso passiert es, wenn wir gegen Gefühle ankämpfen. Der Versuch macht alles nur noch schlimmer. Meistens ist es sogar so, dass die Probleme, die wir verhindern wollen, durch die Bewältigungsmodi überhaupt erst entstehen. Schauen wir uns ein paar Beispiele dazu an:

- Wenn Sie keine körperliche Anstrengung erleben wollen und deswegen körperliche Aktivität vermeiden, baut Ihre Fitness ab und Sie werden immer schneller angestrengt.
- Wenn Sie unbedingt Frustrationen vermeiden wollen und deswegen nicht die Dinge tun, von denen Sie eigentlich träumen, werden Sie am Ende ziemlich sicher frustriert sein.
- Wenn Sie Angst davor haben, zu erröten, und deswegen auf jede kleine körperliche Veränderung, wie etwa Wärme im Gesicht, achten, und es als peinlich und katastrophal bewerten, steigt die Chance, dass Sie tatsächlich rot werden.
- Wenn Sie Angst vor der Angst haben und jede kleine körperliche Veränderung als Zeichen dafür deuten, dass jetzt die Angst kommt, kommt die Angst auch wirklich.

Welche Verschlimmbesserungen bezüglich der Gefühle des Kindes beobachten Sie bei sich?«

34 nach Wengenroth (2012)

ÜBUNGEN Natürliches und selbstgemachtes Leid

»Ein Teil des Leids, das Sie heute noch spüren, hängt mit Ihren Erfahrungen aus der Kindheit zusammen. Was glauben Sie, wie viel Schuld Sie an dem haben, was Ihnen in der Kindheit passiert ist? *[Stellen Sie an dieser Stelle konkrete Bezüge zur Biografie und den Entstehungskontexten der dysfunktionalen Schemata der Patientin her und passen die Fragen entsprechend an.]* Hatten Sie eine wirkliche Chance, etwas zu ändern? Hätten Sie bestimmen können, dies oder das sollte anders sein? Hätten Sie einfach gehen und sich ein neues Leben aufbauen können? Natürlich nicht, denn Sie waren ein Kind und abhängig von den Erwachsenen in Ihrem Leben.

Das heißt also, die Schemata, die in Ihrem Alltag immer wieder aktiviert werden, und die unangenehmen Emotionen, die Sie im Kindmodus spüren, sind einfach da. Sie haben nie danach gefragt, Sie haben sich nie aktiv dafür entschieden, es ist Ihnen also so passiert. Wir nennen dieses Leid natürliches oder existenzielles Leid. Natürliches Leid ist ein menschlicher Zustand. Wir werden emotional verletzt, machen unangenehme Erfahrungen und werden körperlich krank. Kein Mensch kommt ohne diese Erfahrungen aus. Manche bekommen mehr davon ab als andere.

Dann gibt es noch eine andere Art von Leid: das selbstgemachte Leid. Es ist die Folge unserer Versuche, das natürliche Leid zu bewältigen. *[Gehen Sie hier auf die Bewältigungsmodi und deren langfristige Folgen ein.]* Wir vergrößern also unser Leid, indem wir das Leid, das unumgänglich in unserem Leben ist, nicht haben wollen. Dadurch geraten wir in eine Spirale, die immer mehr Leid erzeugt, und am Ende haben wir einen riesigen Haufen Leid.

Überlegen wir gemeinsam, welches Leid bei Ihnen natürlich ist und welches selbstgemacht. Welche Bewältigungsversuche erzeugen das selbstgemachte Leid? Was müssten Sie tun, um das selbstgemachte Leid zu verringern? Was könnten Sie stattdessen alles tun und unternehmen?«

ÜBUNGEN Die Geschichte vom hungrigen kleinen Löwen[35]

»Stellen Sie sich vor, zu Ihnen kommt ein kleiner Babylöwe, der offensichtlich Hunger hat. Sie haben zwar ein Steak im Kühlschrank, das wollten Sie aber eigentlich selbst essen. Da faucht der Löwe und zeigt seine kleinen, aber schon ziemlich scharf aussehenden Krallen. Sie bekommen weiche Knie und geben ihm das Steak. Er frisst es gierig auf und zieht dann zufrieden ab. Ihnen ist auch wieder besser und Sie haben Ihre Ruhe. Glauben Sie zumindest. Denn nach einer kurzen Zeit kommt der Löwe wieder vorbei. Er ist schon ein wenig größer als beim letzten Mal und hat nun richtig Hunger. Sie wollen ihm wirklich nichts geben, die Schnitzel wollten Sie heute Ihren Gästen braten. Da brüllt der Löwe und hebt eine Tatze. Er ist immer noch klein und gleichzeitig schon ziemlich furchteinflößend. Sie geben nach und er verschlingt die Schnitzel mit wenigen Bissen. Sie ahnen, dass der Löwe bald wiederkommen könnte, und gehen vorsichtshalber zum Metzger. Nicht auszumalen, was passieren würde, wenn der Löwe wiederkäme und Sie nichts zu fressen für ihn hätten. Tatsächlich, Sie kommen eben mit vollen Einkaufstüten zur Tür herein, da taucht schon der Löwe auf. Wieder ist er etwas größer und kräftiger geworden. Sie versuchen gar nicht erst, Widerstand zu leisten, sondern legen ihm gleich ein schönes Filet ins Maul. Er frisst es gierig und läuft davon.

Was passiert, wenn dies so weitergeht? Sie haben immer Ihre Ruhe, wenn Sie dem Löwen etwas zu fressen gegeben haben. Das fühlt sich dann gut an, Sie sind erleichtert und können sich mit etwas anderem beschäftigen. Und was passiert langfristig? Der Löwe hat schnell gelernt, er wird immer wiederkommen. Und er wird wachsen und mehr Fleisch wollen. Je größer er wird, desto furchteinflößender wird er auch. Und für Sie wird es immer schwieriger, sich zu widersetzen.

Was hat das mit den Gefühlen des Kindes zu tun? Diese Gefühle, die Sie im Kindmodus immer wieder erleben, wollen gefüttert werden, damit Sie Ruhe geben. Aber dann kommen sie wieder und sind häufig stärker als davor.

- Was ist so ein Babylöwe von Ihnen? *[Wählen Sie einen Kindmodus aus.]*
- Welches Futter geben Sie ihm? *[Besprechen Sie den dazugehörigen Bewältigungsmodus.]*
- Wie sieht Ihre Ruhe danach aus? *[Erörtern Sie die kurzfristigen Konsequenzen des Bewältigungsmodus in Bezug auf das Gefühl des Kindes.]*
- Was bedeutet für Sie das Größerwerden des Löwen? *[Besprechen Sie die langfristigen Konsequenzen des Bewältigungsmodus auf das Gefühl.]*
- Was müssten Sie eigentlich tun, damit der Löwe Sie in Ruhe lässt? *[Sammeln Sie Ideen für einen langfristig hilfreichen Umgang mit dem Schema und den Gefühlen im Kindmodus.]*«

35 angelehnt an Eifert und Forsyth (2009)

METAPHER Luftballons im Wasser[36]

»Ihre Versuche, die Schemata und die dabei aufkommenden unangenehmen Gefühle zu kontrollieren, könnte man mit einem Kampf gegen Luftballons in einem Schwimmbad vergleichen. Sie möchten eigentlich nur Ihre Bahnen schwimmen, auf die Art und Weise, wie Sie es sich wünschen, und Ihnen kommen immer wieder Luftballons in den Weg. Sie brechen sofort Ihre Schwimmzüge ab und versuchen, die Luftballons unter Wasser zu drücken, dorthin, wo Sie sie nicht sehen müssen und sie Ihnen nicht im Weg sind. Natürlich kommen die Bälle immer wieder an die Oberfläche. Die Dinger schießen sogar regelrecht aus dem Wasser, wenn Sie sie tief runterdrücken. Nun kämpfen Sie schon eine ganze Weile mit den Ballons und merken, wie Sie langsam müde werde. Dass Sie schwimmen wollten, haben Sie total vergessen. Jetzt schließt auch bald das Schwimmbad und Sie sind wieder nicht zu dem gekommen, was Sie eigentlich tun wollten.

Welche Alternative haben Sie? Sie könnten die Luftballons einfach treiben lassen. Ab und zu würde einer Ihren Weg kreuzen und Sie berühren. Vielleicht würde ein Ballon Sie auch ein wenig beim Schwimmen hindern. Jedoch könnten Sie immer weiter schwimmen, so schnell Sie wollen und in Ihrem Stil. Die Ballons haben ihre eigene Dynamik. Sie würden kommen und gehen. So ist es auch mit den Gefühlen des Kindes, sie kommen und gehen. Und wenn wir nicht gegen sie kämpfen und akzeptieren, dass sie nun einmal da sind, haben wir wieder die Freiheit, Entscheidungen in unserem Sinne zu treffen. Dazu müssen wir bereit sein, uns berühren zu lassen.«

36 angelehnt an Stoddard und Afari (2016)

ÜBUNGEN Ein Raum voller Klebeband[37]

»Stellen Sie sich vor, Ihr Leben wäre ein Raum, in dem Sie sich so einrichten wollen, wie es Ihnen passt. Eines Tages fällt Ihnen auf, dass ein Rohr, das an der Decke entlangläuft, tropft. Das stört Sie natürlich und Sie möchten das Tropfen irgendwie unterbinden. Sie nehmen also eine Rolle Klebeband zur Hand und wickeln einen Streifen davon um die tropfende Stelle. Tatsächlich, das Tropfen ist vorbei und Sie haben Ihre Ruhe. Bis das Wasser sich wieder seinen Weg gebahnt hat und das Tropfen von vorne losgeht. Zum Glück ist das Klebeband billig und schnell zur Hand. Sie wickeln also wieder einen Streifen um die tropfende Stelle. Etwas mehr diesmal, es soll ja schließlich halten. So geht es Tage, Monate, Jahre. Irgendwann fällt Ihnen auf, dass Sie das tropfende Rohr nun schon so oft umwickelt haben, dass das nasse Klebeband bis zu Ihnen nach unten reicht. Sie müssen nun immer um dieses tropfende Klebeband herumlaufen, wenn Sie den Raum durchqueren wollen. Zudem ist Ihnen das Tropfen näher gekommen. War es anfangs noch an der Decke, sitzt es durch die vielen Schichten Klebeband nun schon mit Ihnen auf dem Sofa.

Das tropfende Wasser sind die Gefühle des Kindes, die einfach da sind, ohne dass wir etwas dagegen tun können. Das Klebeband sind die Bewältigungsversuche, die langfristig alles schlimmer machen und uns in unserer Freiheit einschränken. Welche anderen Möglichkeiten hätten Sie, mit dem tropfenden Rohr umzugehen?«

37 angelehnt an Stoddard und Afari (2016)

ÜBUNGEN Wieso wir immer wieder versuchen, Gefühle zu kontrollieren[38]

»Viele Menschen wünschen sich, nie wieder unangenehme Gefühle haben zu müssen. Wie einfach das Leben wäre, was sie alles tun könnten und was sie nicht mehr tun müssten! Was für ein Paradies. Dabei wissen wir natürlich, dass es nie so sein wird. Gleichzeitig bemühen wir uns immer wieder, diesen Zustand zu erreichen, und glauben hartnäckig an das Paradies. Warum eigentlich?

- Weil wir es so beigebracht bekommen. Sie haben vielleicht schon einmal beobachtet, wie ein kleines Kind hinfällt und weint. Dann ist die Chance hoch, dass Sie auch beobachtet haben, wie eine Erwachsene kommt, das Kind aufhebt und zu ihm sagt: ›Alles gut. Nichts passiert. Das war doch nichts.‹ Das Kind weint offensichtlich und bekommt gleichzeitig die Botschaft, dass nichts passiert ist. Sein Gefühl ist also falsch und muss schnell unter Kontrolle gebracht werden.
  Kennen Sie ähnliche Situationen von sich? Welche Botschaften haben Sie über Gefühle mitbekommen? *[Gehen Sie hierbei nicht nur auf die engen Bezugspersonen, sondern auch auf Lehrerinnen, Erzieherinnen, Gleichaltrige, Filme, Medien usw. ein.]*
- Weil es oft so scheint, dass andere Menschen es schaffen, ihre Gefühle zu kontrollieren. Wir neigen dazu, unser inneres Erleben mit der äußeren Erscheinung anderer zu vergleichen. Zu dieser äußeren Erscheinung gehört auch, was andere über ihre Gefühle sagen und was sie tun, während wir unsere Gefühle erleben. Dabei haben wir keine Möglichkeit, den Vergleich von außerhalb unseres Inneren anzustellen. Gleichzeitig können wir auch nicht das Innere der anderen für den Vergleich heranziehen. Es geht also um die viel zitierten Äpfel und Birnen. Wir erleben häufig unangenehme Gefühle und beobachten Menschen, die vielleicht viel Energie aufwenden, um ähnliche Gefühle nicht zuzulassen, oder andere nicht hilfreiche Strategien der Erlebensvermeidung anwenden. Als Kind ist uns das oft passiert, wenn wir besonders viel gespürt haben und die Erwachsenen immer so ruhig wirkten.
  Fallen Ihnen hierzu Beispiele aus Ihrem Leben ein?
- Weil es manchmal wirklich funktioniert! Zumindest für eine gewisse Zeit. Es gibt einige kurzfristig sehr wirksame Kontrollstrategien, z. B. Drogennehmen, das Vermeiden von Situationen, die unangenehme Gefühle auslösen, exzessives Arbeiten oder Sporttreiben. Das Problem liegt natürlich darin, dass diese Gefühle nicht wirklich weg sind, sondern wiederkommen, und das manchmal sogar stärker als zuvor. Und die Kosten für die Kontrollversuche, also die langfristigen negativen Konsequenzen von Drogennehmen, Vermeidung usw., können hoch ausfallen und wichtige

38 angelehnt an Hayes und Smith (2007)

Lebensbereiche wie Gesundheit, soziale Beziehungen und Freizeit betreffen.
Welche kurzfristigen Kontrollstrategien haben bei Ihnen schon funktioniert?«

ÜBUNGEN Das Schema-Monster am Wegesrand[39]

»Stellen Sie sich vor, Sie sind auf dem Weg aus Ihrer Vergangenheit in Ihre Zukunft, in der Sie, so oft es geht, im Modus der Gesunden Erwachsenen oder des Zufriedenen Kindes sein möchten, sich gut um das Verletzliche oder Wütende Kind kümmern, von den Elternmodi defusioniert und nicht im Bewältigungsmodus sein möchten. Sie möchten nach Ihren Werten leben und sich um Ihre Bedürfnisse kümmern. *[Beziehen Sie sich hier, falls möglich, auf die individuellen Inhalte der Patientin.]* Jetzt gerade sind Sie in der Gegenwart und Ihr Weg gabelt sich. Direkt auf der Weggabelung steht ein Monster und lässt Sie nicht durch. Das Monster kann aus äußeren Lebensumständen bestehen, ein großer Teil sind sicherlich die Schemata und die dazugehörigen unangenehmen Gefühle des Kindes und des Kritikers. Das Monster macht Ihnen deutlich, dass Ihr Weg Richtung Werte und Bedürfnisse versperrt ist. Stattdessen will das Monster Sie in Richtung Bewältigungsmodus und Kontrollversuche schicken. Was bedeutet das auf Ihre aktuelle Situation übertragen? *[Lassen Sie sich Zeit, bis alles zugeordnet und verstanden ist.]*

Welche Möglichkeiten haben Sie nun? *[Überlegen Sie gemeinsam. Arbeiten Sie dabei heraus, dass die Patientin sich nicht an dem Monster vorbeimogeln kann und dass es keine Möglichkeit gibt, das Monster zu vernichten oder zu besiegen. Entsprechende Versuche führen vielmehr dazu, dass das Monster noch größer und grimmiger wird. Wenn nötig, erklären Sie hier noch einmal, wie Schemata funktionieren. Die einfachste Möglichkeit scheint darin zu bestehen, dem Monster zu folgen und weiter Richtung Bewältigungsmodus unterwegs zu sein.]*

Das Monster hat eine interessante Eigenschaft. Wenn Sie nach Ihren Werten handeln, wird es sehr laut und bedrohlich werden. Angegriffen hat das Monster aber noch nie jemanden. Was wäre nun, wenn Sie dem Monster mit akzeptierender Bereitschaft entgegenträten? Das bedeutet, dass das Monster zwar nicht weggeht, Sie es aber auf Ihren Weg mitnehmen können. Sie könnten das Monster in einen Wagen setzen und hinter sich herziehen. Das wäre sicher etwas anstrengender also ohne, gleichzeitig wären Sie in Richtung Ihrer Werte unterwegs. Was würde es für Sie bedeuten, Ihr Monster mit auf den Weg zu nehmen? *[Besprechen Sie mit der Patientin, was sie konkret täte, wenn sie die freie Entscheidung hätte, dem Monster zu folgen oder ihren Weg mit dem Monster zu gehen. Was wäre dann möglich? Welche Gefühle müsste sie dabei erleben lernen?]*

Vielleicht verändert sich das Monster ja auch unterwegs. Das ist so eine Eigenschaft von Schema-Monstern. Sie werden meistens kleiner, weniger furchteinflößend. Manchmal erkennen wir dann auch, dass in dem Monster einfach ein kleines Kind steckt, das ziemliche Angst vor der Welt hat. Sie kön-

---

39 angelehnt an Wengenroth (2012)

nen sich deshalb auch vorstellen, dass Sie das Monster auf den Arm nehmen und ihm unterwegs gut zureden. Eigentlich will das Monster Sie an gar nichts hindern. Es ist einfach da, will Aufmerksamkeit und mitgenommen werden. Wenn Sie bereit sind, das zu akzeptieren, ist der Weg frei. Dabei helfen weder Härte noch Strenge, nur Mitgefühl mit dem Verletzlichen Kind und dem Schema-Monster. Wie könnte das bei Ihnen aussehen?

ÜBUNGEN Aus einem »Aber« ein »Und« machen[40]

»›Aber‹ ist ein kompliziertes Wort. Es kann hilfreich sein, um Situationen zu beschreiben, in denen sich zwei Dinge oder Umstände tatsächlich ausschließen. Zum Beispiel:

- Ich möchte gerne auf den Grund des Meeres tauchen und mir in aller Ruhe die seltsamen Fische anschauen, aber ich kann unter Wasser nicht atmen und der Druck würde mich zerquetschen.
- Ich würde so gerne mit meinem Großvater sprechen und ihn um Rat fragen, aber er ist schon seit fünf Jahren tot.
- Es ist mein Traum, als Profischachspieler zu arbeiten, aber ich habe nicht genug Talent dazu.

Wenn ein Schema aktiv ist und wir uns im Kindmodus befinden, kann es jedoch passieren, dass wir ein ›Aber‹ zwischen unsere Bedürfnisse oder Werte und die Botschaften der Elternmodi und die Impulsen der Bewältigungsmodi stellen. Dieses ›Aber‹ beschreibt allerdings keinen solchen Umstand, wie oben genannt. Denn es ist uns möglich, die Botschaften des Kritikers zu hören und gleichzeitig das zu tun, was wir für richtig und wichtig halten.

Ich gebe Ihnen ein Beispiel, wie das klingen könnte: ›Ich möchte mich gerne beruflich verändern, aber der Kritiker sagt, ich bin ein Versager.‹ Das ›Aber‹ bedeutet hier nicht, dass Sie sich wirklich nicht verändern können, sondern dass diese Veränderung unangenehmes inneres Erleben im Kindmodus mit sich bringen würde und Sie nicht bereit sind, dies zu akzeptieren und zu erleben. Sammeln wir ein paar solcher Sätze aus Ihrem Alltag. *[Schreiben Sie ein paar dieser Sätze an das Whiteboard oder auf einen Zettel.]*

Was passiert nun, wenn wir das ›Aber‹ durch ein ›Und‹ ersetzen? Nehmen wir das Beispiel von vorhin: ›Ich möchte mich gerne beruflich verändern und der Kritiker sagt, ich bin ein Versager.‹ Wie fühlt sich das an? Spüren Sie den Unterschied zu vorhin? *[Schildern Sie auch gerne Ihr eigenes Erleben an dieser Stelle.]* Wiederholen wir das mit Ihren Sätzen von vorhin.

Welche Konsequenzen hätte es für Ihr Leben, wenn Sie aus den unnötigen ›Abers‹ ›Unds‹ machten? Sie hätten dann plötzlich die Wahl, wie Sie sich verhalten möchten: nach Ihren Werten und Bedürfnissen oder nach Elternmodi und Bewältigung.«

---

40 angelehnt an Hayes et al. (2004)

METAPHER Kartenspielen

»Im Englischen gibt es den Ausdruck *you have to play the hand you're dealt*. Das bedeutet, man muss mit den Karten spielen, die man ausgeteilt bekommt. Stellen Sie sich vor, Sie spielten Karten, Poker, Mau-Mau, Uno, Skat oder was immer Sie am liebsten mögen. Jede Runde werden die Karten neu verteilt. Mal bekommen Sie ein Blatt, das es Ihnen schwer macht, in dieser Runde zu gewinnen, mal haben Sie hilfreiche Karten und gewinnen. So ist es auch mit den Gefühlen in unterschiedlichen Situationen im Leben. In manchen Lebensbereichen fällt es Ihnen leicht, nach Ihren Werten und Bedürfnissen zu leben. In anderen fällt es Ihnen schwer, weil Sie dort besonders starkes natürliches Leid erleben, die Gefühle des Kindes.
Gehen wir zurück zum Bild mit den Karten. Was können Sie tun, wenn Sie eine nicht so hilfreiche Hand ausgeteilt bekommen? *[Überlegen Sie gemeinsam.]* Sie könnten versuchen, zu betrügen und irgendwie an neue Karten zu kommen. Das klappt meistens nicht und wenn doch, dann fliegt es früher oder später auf. Sie könnten Ihre Karten auf den Tisch schleudern und gehen. Sie könnten Ihre Mitspielerinnen, sich selbst und das Leben verfluchen und wütend werden. Sie könnten einfach irgendwie spielen und nicht mehr engagiert bei der Sache sein, weil es jetzt ja egal ist. Ändert das alles irgendetwas an Ihren Karten? Macht Ihnen das Spielen dann noch Freude? Verbessert das Ihre Beziehung zu den Mitspielerinnen? Nein! Was können Sie also stattdessen tun?
Sie könnten versuchen, die Tatsache anzunehmen, dass Sie dieses Mal keine guten Karten bekommen haben, und sich überlegen, wie Sie damit umgehen wollen. Sie haben nun einmal nur diese Karten in dieser Runde. Vielleicht geht es gar nicht um das Gewinnen, sondern darum, wie Sie spielen. Sie könnten sich vornehmen, so engagiert wie möglich zu spielen. Sie könnten den Fokus darauf legen, dass Sie mit Menschen, die Sie gerne haben, am Tisch sitzen. Sie könnten sich ab und zu darüber freuen, dass Ihnen mit einem nicht so guten Blatt eine ordentliche Runde gelungen ist. Sie könnten das Spiel als Metapher dafür nehmen, das viele Dinge im Leben nicht unter unserer Kontrolle liegen, manche jedoch schon.
Was würde das für den Umgang mit den Gefühlen des Kindes bedeuten, wenn Sie sich überlegen, wie Sie spielen möchten mit den Karten, die das Leben Ihnen ausgeteilt hat?«

METAPHER Das Auto verstehen[41]

Eine wichtige Facette der akzeptierenden Bereitschaft ist das Nicht-verstehen-Müssen. Wir müssen nicht alles über unserer Probleme und Symptome wissen und verstehen, um mit ihnen hilfreich umzugehen. Die ACT postuliert nichts über die Entstehung von psychischen Störungen. Das Hexaflex fokussiert ausschließlich auf die Aufrechterhaltung nicht hilfreicher Verhaltensweisen im Umgang mit natürlichem Leid. Schematherapeutinnen nehmen hier qua Ausbildung wahrscheinlich eine andere Perspektive ein. Auch ist es der Wunsch vieler Patientinnen, zu verstehen, was bei ihnen los ist. Wie diese Perspektiven in einer individuellen Therapie ausbalanciert werden, ist natürlich allen Therapeutinnen und Patientinnen überlassen. Gleichzeitig lohnt es sich, eine Übung an der Hand zu haben, wenn das Verstehen-Wollen zum Bewältigungsmodus und zu Kontrollstrategie wird, also Veränderung verhindert, da wir nie alle Ursachen und Zusammenhänge aufdecken können. Die folgende Metapher kann dabei helfen.

Sie wissen sicherlich, dass Autos heutzutage wie Computer funktionieren. Alles wird durch Chips gemessen und gesteuert. Von der Bremse über die Klimaanlage bis zum Lenkrad. Nun wissen die wenigsten Menschen, wie diese Chips funktionieren. Eigentlich wissen das so wirklich nur die Menschen, die sich beruflich damit befassen. Wissen Sie, wie diese Chips funktionieren?

Vielleicht sind Sie mit dem Auto hergekommen oder mit dem Bus. Sie sind auf jeden Fall schon einmal Auto gefahren oder bei jemandem mitgefahren. Deshalb frage ich Sie: Stellen Sie sich, bevor Sie in einem Auto fahren oder mitfahren, neben das Auto und überlegen erst einmal, wie das Auto funktioniert? Oder akzeptieren Sie einfach, dass es funktioniert, und fahren damit? Inwiefern ist es denn überhaupt wichtig, dass Sie die Funktionsweise des Autos verstehen, um nach Hause oder sonst wohin zu kommen?

Was bedeutet das für Ihren Umgang mit den unangenehmen Gefühlen des Kindes? Müssen wir alles verstanden haben – wo sie herkommen, warum Sie diese Gefühle haben und andere nicht, um einen hilfreichen Umgang mit ihnen zu finden?

41 angelehnt an Stoddard und Afari (2016)

5.5 Die Gesunde Erwachsene und der Bewältigungsmodus

5.5.1 Werteunklarheit versus Werteklarheit

Theorie

Selbst wenn Patientinnen irgendwann einsehen, dass Erlebensvermeidung und Kontrollversuche langfristig mehr schaden als nützen, fallen ihnen häufig keine Alternativen dazu ein. Auch der Rückgriff auf sozial verbreitete Werte ist in der Regel nicht hilfreich, da diese entweder Teil des Problems sind oder nicht den Werten der Patientin entsprechen, somit wenig Potenzial für einen langfristig hilfreichen Umgang mit den Schemata haben. Wenn uns nicht klar ist, wofür wir im Leben stehen, worum es in unserer Geschichte gehen soll, was und wie wir es tun wollen, ist den Bewältigungsmodi Tür und Tor geöffnet. Werteunklarheit erzeugt ein therapeutisches Vakuum, wenn Patientinnen bereit sind, ihre Erlebensvermeidung aufzugeben. Ihnen fehlen dann schlicht die hilfreichen und individuellen Alternativen.

Werte sind in der ACT selbst und frei gewählte Konsequenzen von Verhaltensweisen, die stets nur für den Moment erreicht werden können und die den Verhaltensweisen selbst Verstärkerwirkung verleihen (Hayes et al. 2006; Wengenroth 2012). So kann mein Wert, ein guter Vater zu sein, sich in einem bestimmten Moment als Konsequenz davon realisieren, dass ich meiner Tochter sage, dass ich ihren Schmerz nach einem Sturz gut verstehen könne. Das macht mich nicht allgemein und für immer zu einem guten Vater, sondern nur für diesen Moment. Und es fühlt sich gut an, ein guter Vater zu sein, ich werde also dafür verstärkt und werde in Zukunft häufiger versuchen, ein guter Vater zu sein.

Ein weiteres Problem im Zusammenhang mit Werten kann auftreten, wenn wir sie mit Zielen verwechseln. Ziele definieren einen Ist- und einen Soll-Zustand und implizieren daher einen negativen Status quo. Ziele können auch Leid verursachen, wenn wir sie erreichen und nicht wissen, was danach kommt, wir nach dem Erreichen in ein Loch fallen oder wenn wir scheitern. Werte dagegen stehen uns immer als Orientierung zur Verfügung, richten unser Verhalten auf langfristige Konsequenzen, sind unabhängig von äußeren Faktoren und Zielen.

FALLBEISPIEL

Finns Eltern legten immer großen Wert darauf, dass er sich anderen Menschen gegenüber höflich verhält und niemanden vor den Kopf stößt. Als Erwachsener erlebt er immer wieder, wie andere seine Grenzen überschreiten. Beispielsweise kommt sein Chefin gerne kurz vor Feierabend zu ihm, um sich über die Kolleginnen zu beschweren und Dampf abzulassen. Obwohl Finn viel zu tun hat und gerne rechtzeitig nach Hause möchte, hört er ihr zu, nickt freundlich, validiert ihr Erleben und fragt interessiert nach. Während seine Chefin erleichtert aus diesen Gesprächen geht, fühlt er sich danach wie ein emotionaler Mülleimer. Jetzt nimmt er sich vor, dass das anders werden muss. Er hat verstanden, dass sein Verhalten mit seiner Lerngeschichte zusammenhängen könnte und dass nur er etwas ändern kann. Voll motiviert wartet er auf die nächste Gelegenheit. Als seine Chefin tatsächlich wieder kommt, merkt er, wie es in seinem Inneren mit einem Mal leer wird. Er weiß, dass er nicht mehr Ja und Amen sagen will, aber was soll er stattdessen tun? Sie unterbrechen? Weggehen? Sie konfrontieren? Er hat keine Ahnung. So hört Finn wieder seiner Chefin beim Lästern zu tun und fühlt sich noch verzweifelter als vorher.

Werteunklarheit ließe sich auch den Prozessen zuordnen, welche die Gesunde Erwachsene auf sich selbst bezieht, da sich Werteunklarheit, wie mangelnde Achtsamkeit und Selbst-als-Konzept mit dem Umgang mit sich selbst und der Welt auseinandersetzt. Ein Argument für die Zuordnung der Werteunklarheit zur Beziehung des Erwachsenen zum Bewältigungsmodus besteht jedoch darin, dass sich Werte vor allem in Handlungen im Moment manifestieren, welche wiederum die verbalen Konstrukte verstärken.

Ohne Klarheit über die eigenen Werte fällt es uns schwer, schemainkongruentes Verhalten zu zeigen. Gelingt es uns, Defusion vom Kritiker zu üben (→Kap. 5.4.1), die Emotionen des Kindes zu akzeptieren (→Kap. 5.4.2) und dem sich aufdrängenden Impuls des Bewältigungsmodus zu widerstehen, kann eine Art inneres Vakuum entstehen. Was sollen wir denn tun, wenn das tausendfach wiederholte und stabilisierende Zusammenspiel der dysfunktionalen Modi plötzlich aufhört? Das Vakuum ist instabil und ängstigend, denn es bietet kein Gerüst, an dem wir uns durch den Tag hangeln können, wie es Kritiker, Kind und Bewältigung tun. Gerade in solchen unklaren Situationen drängen die Schemata nach vorne, um unserem Erleben eine Ordnung zu geben. Ein dysfunktionales, aber das innere Erleben klar strukturierendes Schema kann kurzfristig angenehmer sein als Selbstfürsorge und Engagement. Aus diesem Grund fällt es uns oft schwer, Veränderungen hervorzubringen und zu stabilisieren. Werte, vor allem in Handlungen manifestiert, füllen das Vakuum und helfen uns über die Schwelle der Veränderung.

Werte sind nur langfristig hilfreich, wenn sie frei und selbst gewählt sind und nicht unreflektiert von Religionen, Politik, Familie, Gesellschaft und anderen Institutionen übernommen werden. Sie wirken sich auch nur dann langfristig auf unser Verhalten aus, wenn wir sie als Konsequenzen unserer Handlungen verstehen. Wir können noch so vielen Instagram-Profilen über »self-love« und »mental wellbeing« folgen, wenn wir nichts in unserem Alltag tun, das diese abstrakten, verbalen Konstrukte tatsächlich realisiert. Ich liebe mich also nicht zuerst selbst und handle deswegen entsprechend, sondern ich handele auf eine bestimmte Art, beispielsweise indem ich mich in einer Beziehung abgrenze, und realisiere dadurch Selbstliebe.

Werteklarheit bedeutet, dass wir immer wieder, in einem fortlaufenden Prozess, Werte verbal konstruieren und in Bezug setzen zu unserem Leben im Hier und Jetzt. Dabei können wir immer wieder wählen, uns in einem Verhaltensmuster zu engagieren oder nicht. Verstärkend für unser Verhalten in einem gesunden, wertekonformen Verhaltensmuster ist dabei nie das »Erreichen« eines Wertes (Werte können, im Gegensatz zu Zielen, nicht erreicht, sondern nur in einem Moment realisiert werden). Stattdessen liegt der verstärkende Effekt in uns selbst. Es fühlt sich gut an, sich in Richtung eines Wertes zu bewegen, z. B. »Ich möchte die Umwelt schützen«, auch wenn wir alleine kaum in der Lage sind, »die Umwelt zu schützen«. Um das oben genannte Vakuum zu füllen, sollten wir uns Gedanken darüber machen, was unsere Werte sind in Bezug auf den Umgang mit uns selbst, anderen und der Welt. Ohne dieses Wissen und die am Hier und Jetzt orientierte Wahl bestimmter Verhaltensweisen können wir keine neue innere Ordnung stabilisieren.

FALLBEISPIEL

Finn hat sich inzwischen mit seinen Werten beschäftigt, insbesondere damit, wie er sich in Beziehung mit sich selbst und anderen Menschen erleben möchte. Er hat für den Umgang mit sich selbst den Wert »Ich möchte bei mir und meinen Bedürfnissen sein« konstruiert. Für den Umgang mit anderen hat er den Wert »Ich möchte die Balance zwischen Offenheit und Abgrenzung halten« konstruiert. Als seine Chefin wieder mit diesem ganz bestimmten Blick an seinen Platz kommt, ruft er sich diese Werte ins Bewusstsein. Während sie spricht, merkt er in sich einen starken Widerstand und das Bedürfnis, die Situation zu verlassen. Er versucht, sich in seine Chefin hineinzuversetzen, und spürt den starken Druck der Verantwortung, den sie jeden Tag aushält. Er überlegt, wie er seine Werte im Hier und Jetzt manifestieren kann. Schließlich nimmt er seinen Mut zusammen, um sich entgegen seinen alten Mustern zu verhalten, und sagt zu ihr: »Ich kann verstehen, dass du viel Druck hast und es manchmal schwierig ist, für alles verantwortlich zu sein. Gleichzeitig fühle ich mich in einer unangenehmen Lage, wenn du mir all diese Dinge sagst und ich habe eigentlich keine Zeit, dir zuzuhören, weil ich viel zu tun habe.« Unabhängig davon, wie Finns Chefin reagiert und wie es sich für Finns Kindmodus anfühlt, hat er in diesem Moment eine Wahl für ein Verhalten getroffen und seine Werte realisiert.

Praxis

Die folgenden Übungen sollen der Patientin helfen, eine Antwort auf die Frage zu finden, wofür ihr Leben stehen soll. Wir benutzen also Sprache und Verstand wie Werkzeuge: so, dass sie für uns hilfreich sind. Die Übungen helfen, selbstgewählte Werte zu identifizieren und von sozial vorgegebenen Werten zu trennen. Dabei beziehen sich die Werte nicht immer nur auf die Emotionen und Bedürfnisse des Kindes, sondern auf alle Lebensbereiche. Schließlich gehört zu jeder Psychotherapie die Ressourcenarbeit und die Arbeit an Annäherungszielen (z. B. »Ich möchte wieder Ausflüge machen können«) ist Erfolg versprechender als die an Vermeidungszielen (z. B. Zugfahren nicht mehr vermeiden). Um die Realisierung dieser Werte durch konkretes und frei gewähltes Handeln geht es dann im nächsten Kapitel.

ÜBUNGEN Die beiden Wanderer[42]

»Stellen Sie sich eine Wanderin vor. Sie ist in für sie unbekanntem Gelände unterwegs, ihr ist heiß und sie hat Durst. Nach stundenlangem Gehen stellt sie fest, dass sie sich verlaufen hat. Sie hat wirklich keine Ahnung, wo sie ist, jede Richtung scheint falsch. Mutlos schleppt sie sich weiter, entscheidet sich spontan für eine andere Richtung. Zwischendurch bleibt sie immer wieder erschöpft und hoffnungslos stehen.

Stellen Sie sich nun eine zweite Wanderin vor. Sie ist in für sie unbekanntem Gelände unterwegs, ihr ist heiß und sie hat Durst. Nach stundenlangem Gehen stellt sie fest, dass sie sich verlaufen hat. Sie hat wirklich keine Ahnung, wo sie ist, jede Richtung scheint falsch. Gut, dass sie ihren Kompass dabei hat. Sie weiß, dass sie in Richtung Norden möchte. Der Kompass zeigt ihr genau an, wohin sie gehen muss, wenn sie wieder auf ihren Weg kommen möchte. Sie ist immer noch erschöpft, durstig und überhitzt. Gleichzeitig hat sie nun eine Orientierung. Das macht all das andere erträglicher und gibt ihr Hoffnung auf Veränderung.

Haben Sie einen Kompass in Ihrem Leben? Gibt es etwas, an dem Sie sich orientieren können, wenn Sie denken, Ihren Weg verloren zu haben? Oder sind Sie der Meinung, noch gar keinen Weg für sich gefunden zu haben? Gibt es etwas, das Ihnen dabei hilft? Ratgeber, Expertinnen, Familie, Freundinnen? Finden Sie in sich selbst etwas, an dem Sie sich orientieren können?

Wenn Sie daran denken, wie Sie mit Ihren unangenehmen Emotionen und Schemata umgehen, wenn sie aktiv sind: Welche der beiden Wanderinnen sind Sie? Woran orientieren Sie sich? Was könnte Ihnen dabei helfen, eine Orientierung zu finden?«

---

42 angelehnt an Wengenroth (2012)

METAPHER Renovieren[43]

»Stellen Sie sich vor, Sie haben ein Haus und möchten es renovieren. Sie suchen sich die schönsten Böden, Fliesen und Wandfarben aus. Alles genau so, wie Sie es möchten. Die Finanzierung steht, die Handwerker sind bestellt und alles ist geplant. Bei einem Gang in den Keller entdecken Sie zufällig einen Riss im Fundament. Sie lassen eine Statikerin kommen, um ein Gutachten zu erstellen. Nach ein paar Tagen kommt der niederschmetternde Bericht. Die Stabilität des Hauses ist ernsthaft gefährdet und die Expertin empfiehlt dringend, sich um den Riss zu kümmern. Das würde allerdings den Großteil Ihres für die Renovierung geplanten Geldes kosten. Und Sie hatten sich ja schon so auf alles gefreut.

Wenn Sie ändern wollen, wie Sie mit sich selbst umgehen, wie Sie Entscheidungen so treffen wollen, dass sie gut für Sie sind, müssen Sie erst einmal herausfinden, wofür Sie stehen wollen. Woran sollten sich diese Entscheidungen und Handlungen orientieren? Das eigene Leben ändern zu wollen, ohne zu wissen, wohin diese Veränderung führen soll, ist wie ein Haus zu renovieren und den Riss im Fundament zu ignorieren.

Die schönen Böden und Fliesen, die interessanten Wandfarben werden Sie vielleicht eine Zeit lang erfreuen. Wenn das Haus anfängt, sich zu neigen, und irgendwann zusammenstürzt, nützt Ihnen das auch nichts mehr. Wenn Sie das Geld und die Mühe aber in das Fundament stecken, haben Sie ein Haus, in dem Sie immer wohnen können. Vielleicht reicht es dann nicht mehr für die schönste und beste Einrichtung. Sie leben aber auf einem soliden Fundament.

Genauso ist es, wenn Sie Ihr Leben und Ihr Verhalten an Werten ausrichten. Das garantiert zwar nicht, dass Sie sich immer wohlfühlen werden und alles immer funktionieren wird. Sie wissen aber, dass Sie auf dem richtigen Weg sind, Sie bewegen sich auf Ihre Werte zu. Das bedeutet, ein sinnvolles Leben zu führen, dass eine Richtung hat. Sie können sich immer vorwärts bewegen, Sie bleiben immer handlungsfähig, ob Sie Ihre Ziele, z. B. die schönste Tapete zu haben, erreichen oder nicht.

Welche Renovierungen wollten Sie in Ihrem Leben schon vornehmen? Denken Sie dabei vor allem an den Bewältigungsmodus. Ist es Ihnen gelungen oder ist das Haus immer wieder eingestürzt? Woran hat es gelegen? Vielleicht lag es daran, dass Sie keine Richtung für die Veränderungen hatten. Es ist schwer, einfach aufzuhören zu bewältigen, wenn wir nichts haben, was auf einem soliden Fundament an die Stelle treten kann.«

43 angelehnt an Stoddard und Afari (2016)

ÜBUNGEN Unterscheiden zwischen Werten und Zielen[44]

»Es ist sehr wichtig, zwischen Werten und Zielen zu unterscheiden. Ein Ziel kann man erreichen. Man kann es abhaken, von der Liste streichen und dann ist es vorbei. Werte sind niemals vorbei. Sie sind Richtungen, die wir einschlagen können. Wir können uns immer wieder entscheiden, in diese Richtung weiterzugehen oder uns abwenden. Vier Wochen lang keinen Zucker essen zu wollen ist ein Ziel. Sie können klar sagen, ob Sie es erreicht haben oder nicht. Indem Sie dieses Ziel erreichen, realisieren Sie vielleicht einen Wert, beispielsweise ›Gesund leben‹. Natürlich leben Sie nicht ab jetzt für immer gesund, nur weil Sie vier Wochen lang keinen Zucker gegessen haben. Werte müssen immer wieder durch Handlungen realisiert werden.

Genauso ist es im Umgang mit uns selbst. Sie können sich Ziele setzen, die mit Ihrem Bewältigungsmodus zu tun haben: Ich möchte mich nicht mehr übergeben, ich möchte mich nicht mehr ritzen, nur noch am Wochenende Alkohol trinken, wieder U-Bahn fahren können, nicht mehr ausrasten. *[Beziehen Sie sich hier auf die Bewältigungsmodi der Patientin.]* Wir wissen, dass es einfacher ist, solche Ziele zu erreichen, wenn wir uns durch sie in eine Richtung bewegen, die uns wichtig ist. Wenn sie also unseren Werten entsprechen. Dafür ist es notwendig, zunächst einmal zwischen Zielen und Werten unterscheiden zu lernen.

Überlegen wir anhand der folgenden Beispiele, was ein Ziel und was ein Wert ist:

- Millionärin werden
- eine befriedigende Arbeit haben
- mich weiterentwickeln
- eine gute Mutter sein
- vor dem Essen beten
- meine Eltern pflegen, wenn sie alt sind
- hilfreich für andere Menschen sein
- mich gut um mich kümmern
- dreimal in der Woche Sport machen
- kein Fleisch mehr essen
- mich mit neuen Dingen konfrontieren
- mich sozial engagieren
- die Natur schützen
- einen Ferrari besitzen
- acht Stunden in der Nacht schlafen
- ein Kind bekommen
- mich nachhaltig ernähren
- meinen 30. Geburtstag richtig groß feiern

---

44 angelehnt an Wengenroth (2012)

- mich gut um mein inneres Kind kümmern
- meine Großmutter mal wieder anrufen
- meine Grenzen wahren
- mich um meine Bedürfnisse kümmern
- einen Achttausender besteigen
- mit 50 in Rente gehen können
- mich vom Kritiker distanzieren
- eine Psychotherapie machen«

ÜBUNGEN Total hilfreich

»Stellen Sie sich vor, Sie haben alle Probleme, die Sie jetzt auch haben. Dieselbe Biografie, dieselben Erlebnisse, Emotionen, Schemata, Kritiker und dasselbe Kind. Bloß ist der Bewältigungsmodus plötzlich verschwunden. Keine alten Muster, in die Sie reinrutschen. Sie schaffen es plötzlich, sich absolut hilfreich zu verhalten.

Was würden Sie tun, wenn das Kind traurig oder einsam ist? Wie gehen Sie mit dem Kritiker um, der Sie abwertet? In welchen Situationen wäre es besonders schön, nicht mehr den Bewältigungsmodus zu haben? Was würden Sie wieder alles tun? Um welche Bedürfnisse würden Sie sich kümmern? Welche Werte könnten Sie realisieren?

Nicht vergessen: Die Emotionen des Kindes und des Kritikers sind noch da, sie rutschen bloß nicht mehr automatisch in den Bewältigungsmodus.« *[Sammeln Sie gemeinsam mit der Patientin alle Möglichkeiten. Überlegen Sie dann, was davon eigentlich schon möglich ist.]*

ÜBUNGEN Autobiografie

»Stellen Sie sich vor, Sie sind schon etwas länger in Rente. Das Alter macht sich bemerkbar und Sie entschließen sich, auf Ihr Leben zurückzuschauen und Ihre Autobiografie zu schreiben. Sie schreiben auf, wofür Ihr Leben steht, wofür Sie in Ihrem Leben gestanden haben. Was war Ihnen wichtig? Welche Hindernisse haben Sie auf welche Art überwunden, um Ihre Werte zu leben? Wie sind Sie mit Ihrer Vergangenheit, dem Kritiker, den Gefühlen des Kindes und dem Bewältigungsmodus umgegangen? Wie hat sich das im Umgang mit Ihrer Familie, mit anderen Menschen, mit dem Beruf, Ihrer Gesundheit und Freizeit gezeigt? Wie hat das Ihren Umgang mit Natur, Tieren, Kultur, Sport, Spiritualität beeinflusst?

Ihr Leben bis zu dem Moment, in dem Sie hier sitzen, können wir nicht mehr verändern. Vieles von dem, was Sie nach dem Moment hier tun, können Sie noch beeinflussen. Was Sie denken und fühlen nicht, gleichzeitig liegt Ihr Verhalten deutlich mehr unter Ihrem Einfluss. Sie schreiben die Biografie so, wie Sie Ihr Leben ab dem jetzigen Moment, an Ihren Werten und Bedürfnissen orientiert, gestalten würden.

Können Sie mir eine Zusammenfassung Ihrer Autobiografie geben?« [Hier bietet es sich an, auch einen Überblick über die eigene werteorientierte Autobiografie zu geben. Das stärkt die Beziehung und zeigt, dass auch Sie nur ein Mensch sind.]

ÜBUNGEN Zeitvorrat

»Die folgende Übung löst vielleicht unangenehme Gefühle in Ihnen aus. Es geht nämlich um den Tod. Wir haben alle unseren individuellen Zeitvorrat. Wir bedienen uns aus ihm, als wäre er unerschöpflich. Ein bisschen Zeit für die Arbeit, für den Kritiker, zwei große Handvoll Zeit für den Bewältigungsmodus, bloß keine Zeit für das Kind, dafür Zeit für Beziehungen, die uns nicht guttun. Wir verteilen die Zeit aus vollen Händen, ohne zu wissen, wie viel wir wirklich haben.

Der Tod kann eine erschreckende Seite haben. Wir können jedoch auch etwas von ihm lernen: Unser Zeitvorrat ist das Kostbarste, was wir haben! Es zählt, wie wir ihn verwenden! Ohne den Tod wäre es egal, wie wir unser Leben leben. Wir könnten alles mal machen, alles einfach verschieben, es wäre einfach Wurst. Ist es aber nicht, denn die Zeit ist begrenzt.

Gibt es Dinge, die Sie unbedingt tun wollen, bevor Sie sterben? Wichtig dabei ist, dass diese Dinge realistisch sind, d. h. für Sie machbar, bezahlbar, verfügbar. Dass Sie beispielsweise auf den Mars fliegen ist zwar nicht komplett unmöglich, aber sehr unwahrscheinlich. Zu diesen Dingen kann auch gehören, Kontakt mit einem Menschen aufzunehmen, mit dem es noch etwas zu klären gibt, jemandem etwas sagen, etwas sehen, etwas ausprobieren, etwas nicht mehr tun usw. Vielleicht schaffen wir es gemeinsam, fünf oder mehr Dinge zu finden. Überlegen Sie sich dabei gut, ob es Dinge sind, die Sie wirklich selbst wollen, und nicht etwas, von dem Ihr Verstand Ihnen sagt, dass Sie es wollen müssten.« *[Hier können Sie ebenfalls von sich sprechen, um die Beziehung zu stärken und der Patientin Anregungen zu geben.]*

ÜBUNGEN Was will ich Kindern vorleben[45]

Passen Sie die Instruktionen an die individuelle Situation der Patientin an. Falls sie Kinder hat, geht es natürlich um ihre eigenen Kinder. Hat sie keine, weil sie keine will, gibt es vielleicht Kinder in ihrem Umfeld (Nichten, Neffen, Patenkindern, Nachbarskinder), mit denen sie engeren Kontakt hat. Hat sie keine Kinder, aus welchen Gründe auch immer, hätte aber gerne welche, sprechen Sie darüber, wie sie ihre Elternschaft gelebt hätte.

»Kinder lernen viel über die Welt, sich selbst, ihre Gedanken und Gefühle und wie man mit ihnen umgeht durch Beobachtung. Sie achten dabei besonders auf die Menschen, die ihnen wichtig sind. Auch für die Entstehung des Kritikers und der Schemata sind Vorbilder wichtig. Wenn Sie sich beispielsweise stark für eigene Fehler abwerten und ein Kind, dem Sie wichtig sind, beobachtet Sie häufig dabei, ist das Risiko hoch, dass das Kind die Selbstabwertung übernimmt.
Vielleicht fällt Ihnen ein Kind ein, dem Sie wichtig sind. Am besten etwas jünger, so im Kindergarten- oder Grundschulalter. Wenn Ihre Kinder schon älter sind, denken Sie an diese Zeit zurück. *[hier die Instruktionen anpassen]* Was möchten Sie diesem Kind vorleben? Welche Werte wollen Sie dem Kind vermitteln? Auf welche Dinge kommt es an im Leben? Denken Sie dabei besonders an den Umgang mit Gefühlen und Bedürfnissen.«

45 angelehnt an Wengenroth (2012)

ÜBUNGEN Non, je ne regrette rien – oder doch?

»Diese Übung kann Ihnen dabei helfen, Werte zu erkennen, die Ihnen vielleicht gar nicht bewusst sind. Wenn Sie noch nicht viel über Werte nachgedacht und gesprochen haben, gleichen sie eher automatischen Prozessen, die im Hintergrund ablaufen und unser Verhalten bestimmen. Um herauszufinden, welche Werte bei Ihnen mitlaufen, schauen wir gemeinsam auf Ihr bisheriges Leben zurück und sammeln Erinnerungen.

Zuerst sprechen wir über Dinge, die Sie getan haben, die Sie als positiv erlebten und immer noch erleben. Wichtig ist, dass es etwas ist, das Sie wirklich selbst taten. Sie haben sich darüber vielleicht gefreut, waren stolz und wollten anderen davon erzählen. *[Sammeln Sie ein paar dieser Erinnerungen auf einem Whiteboard oder auf Papier.]*

Besprechen wir, was sich an der Handlung so angenehm angefühlt hat. War es die Reaktion anderer Menschen, war es Ihr eigener Blick auf die Handlung? Überlegen wir noch einmal genau, ob es sich angenehm angefühlt hat, weil Ihr Verstand Ihnen sagte, dass die Gesellschaft, Ihre Familie, Ihre Religion oder Ähnliches so eine Handlung von Ihnen erwarteten oder weil Sie es wirklich so wollten. Um welche Werte ging es in diesen Situationen?

Sammeln wir nun ein paar Erinnerungen, die Sie als unangenehm erlebt haben oder jetzt so erleben. *[Nutzen Sie wieder Whiteboard oder Papier.]*

Besprechen wir, was sich an der Handlung so unangenehm angefühlt hat. War es die Reaktion anderer Menschen, war es Ihr eigener Blick auf die Handlung? Überlegen wir noch einmal genau, ob es sich unangenehm angefühlt hat, weil Ihr Verstand Ihnen sagte, dass die Gesellschaft, Ihre Familie, Ihre Religion oder Ähnliches so eine Handlung nicht tolerierte oder weil Sie es wirklich nicht so wollten. Um welche Werte, die Sie nicht beachtet haben, ging es in diesen Situationen?«

ÜBUNGEN Welche Werte lebe ich und sind das überhaupt meine?

»Die Welt da draußen und das Leben können sich ziemlich komplex und verwirrend anfühlen. Ganz automatisch lernen und übernehmen wir schon als Kinder Regeln, Bewertungen und Werte, an denen wir uns orientieren können. Vor allem als Kinder übernehmen wir das, was wir in unserem Umfeld erleben. Stellen Sie sich vor, wie unterschiedlich Kinder aufwachsen, wie sie Einflüssen von Gesellschaft, Politik, Religion, Tradition, aber auch den Verhaltensweisen ihrer Eltern ausgesetzt sind. Dazu gehört ebenso der Umgang mit unseren Gedanken, Emotionen, Bedürfnissen und Impulsen. Viel davon nehmen wir mit in das Erwachsenenleben. Zum Erwachsenwerden gehört gleichzeitig, dieses Mitgenommene zu überdenken und zu prüfen, ob wir es wirklich so wollen. Das ist sehr wichtig, um das eigene Leben nach den eigenen Werten gestalten zu können und einen hilfreichen Umgang mit sich selbst zu lernen. Sonst bleibt uns häufig nur so etwas wie der Bewältigungsmodus. Und wir wissen, dass sich das wiederum negativ auf die innere Freiheit und psychische Flexibilität auswirkt.

Überlegen wir einmal gemeinsam, ob wir etwa fünf Werte finden, nach denen Sie Ihr Leben gestalten. *[Schreiben Sie die Werte an ein Whiteboard oder auf ein Papier. Hier ist es hilfreich, wenn Sie von sich selbst berichten.]* Wie wirken sich die Handlungen, die zu diesen Werten gehören, auf den Kritiker und das Kind aus? Sind das selbst und bewusst gewählte Werte oder haben Sie die mitgenommen? Falls sie nicht frei gewählt sind, würden Sie die Werte heute noch einmal wählen? Falls die Werte nicht frei gewählt sind und sie nicht mit Ihnen übereinstimmen, welcher Wert in diesem Lebensbereich wäre hilfreicher für Sie?«

ÜBUNGEN Die Leitsätze des Bewältigungsmodus

»Man könnte ja sagen, dass Ihre Bewältigungsmodi auch so etwas wie Werte haben. Vielleicht sind es eher Leitsätze. Bewältigungsmodi haben die Funktion, die unangenehmen Gefühle des Kindes zu verhindern oder zu reduzieren. Jedes Mal, wenn der Bewältigungsmodus aktiviert ist, realisieren Sie sozusagen die Werte des Bewältigungsmodus. Das könnte etwas sein wie ›Ich will keine Angst spüren‹, ›Ich will keine Schwäche zeigen‹, ›Ich will anderen zeigen, dass ich die Beste bin‹, ›Ich bin wertlos‹. Während hilfreiche Werte frei gewählt sind und Ihnen dabei helfen können, Ihr Leben nach Ihren Vorstellungen zu gestalten, behindern Sie die Bewältigungsmodi genau darin.

Sammeln wir gemeinsam die Leitsätze Ihrer Bewältigungsmodi. *[Schreiben Sie die Sätze an das Whiteboard oder auf Papier.]* Was passiert, wenn Sie sich nach diesen Leitsätzen verhalten? Welche kurz- und langfristigen Konsequenzen hat das? In welchen Lebensbereichen fühlen Sie sich dann eingeschränkt?

Es ist schwierig, neues Verhalten aufzubauen, wenn wir nichts haben, an dem wir uns orientieren können. Bisher haben Sie sich in diesen Lebensbereichen am Kritiker oder den Leitsätzen der Bewältigungsmodi orientiert. Was wären hilfreiche Alternativen dafür? Dies kann sich auf den Lebensbereich beziehen, in dem Sie sich eingeschränkt fühlen, oder auf die Emotionen des Kindes, die Sie durch den Bewältigungsmodus kurzzeitig regulieren.«

ANLEITUNG FÜR DIE THERAPEUTIN Lebensbereiche

Werte können in den unterschiedlichsten Lebensbereichen realisiert werden. In dieser Übung geht es darum, mindestens einen Wert für jeden der folgenden Lebensbereiche zu sammeln. Dazu können Sie Whiteboard oder Papier nutzen. Es kann hilfreich sein, zu jedem Lebensbereich einen Leitsatz zu formulieren, an dem die Patientin sich ganz praktisch orientieren kann. Dies könnte so aussehen:

Lebensbereich	Wert	Leitsatz
Freundschaft	Für andere da sein	Mir ist es wichtig, anderen zu helfen, wenn sie mich brauchen

Folgende Lebensbereiche können Sie gemeinsam betrachten:

- Familie
- Partnerschaft
- Freundschaft
- Beruf
- Gesundheit
- Beziehung zu mir selbst
- persönliche Weiterentwicklung
- Freizeit
- Spiritualität
- Natur
- Gesellschaft
- Kreativität
- Autonomie
- Genuss
- Leistung

In einem nächsten Schritt können Sie noch überprüfen, wie wichtig der Patientin der Wert auf eine Skala von 0 (sehr unwichtig) bis 10 (sehr wichtig) ist und wie häufig sie den Wert aktuell in ihrem Leben umsetzt (0 = nie; 10 = sehr oft).

METAPHER 1:0[46]

Diese Metapher soll der Klientin helfen, den Unterschied zwischen Zielen und Werten zu verstehen. Zu gewinnen ist dabei das Ziel, gut zu spielen der Wert.

»Gibt es einen Sport, bei dem Punkte oder Tore gezählt werden, den Sie gerne selbst betreiben oder anschauen? Falls nicht, vielleicht können Sie sich in eine Fußballspielerin hineinversetzen. *[ab hier entsprechend die Instruktionen anpassen]*
Sie spielen also Fußball. (Sie schauen ein Spiel Ihres Lieblingsteams.) Es geht hin und her, viele enge Situationen, es ist völlig unklar, wie es ausgeht. Sie geben Ihr Bestes, sprinten, grätschen, passen, schießen. (Sie sitzen wie gebannt vor dem Bildschirm.) Zur Halbzeit steht es 0:0. Ihr Team kommt gut aus der Pause, macht viel Druck und schnürt das andere Team an seinem Strafraum ein. Kurz vor Ablauf des Spiels setzen Sie sich mit letzter Kraft an der linken Seite durch, flanken nach innen und Ihre Mitspielerin köpft zum 1:0 ein. (Eine Spielerin Ihres Teams macht das 1:0.) Kurz danach ist das Spiel zu Ende.
Stellen Sie sich nun vor, die Schiedsrichterin käme vor dem Spiel zu Ihnen und böte Ihnen an, dass Ihr Team 1:0 gewinnen könnte. (Man würde Ihnen einfach das Ergebnis sagen und das Spiel würde gar nicht mehr stattfinden.) Man würde alles so dokumentieren, mit dem Verband sei das auch abgeklärt, Sie müssten also gar nicht mehr spielen. (… das Spiel anschauen.) Würden Sie das so wollen? *[Höchstwahrscheinlich sagt die Patientin ›Nein‹. Falls sie ›Ja‹ sagt, sprechen Sie mit der Patientin darüber, welche Vor- und Nachteile eine Fokussierung auf Ziele anstatt auf Werte hat. Nehmen wir im Folgenden an, sie sagt ›Nein‹.]*
Warum ist es wichtig für Sie, selbst zu spielen? (… das Spiel zu sehen?) Worum geht es Ihnen dabei?
Zu gewinnen ist ein Ziel, das man abhaken kann. Wenn es nur um Ziele geht, ist es meistens egal, wie es erreicht wird. Das kann dazu führen, dass Sie sich gar keine Gedanken darüber machen, wie Sie den Weg zum Ziel gestalten wollen. Oder dazu, dass Sie viel Zeit auf eine Art und Weise verbringen, die sich nicht mit Ihren Vorstellungen deckt. Wenn Sie es sich überlegen, ist der Moment, in dem ein Ziel erreicht ist, sehr kurz. Der Weg dorthin kann dagegen mitunter sehr lang sein. Zu gewinnen liegt nicht einmal vollständig in Ihrer Kontrolle, im schlimmsten Fall verbringen Sie einen langen und unangenehmen Weg, der dann kurz vor dem Ziel einfach abbricht, weil externe Faktoren verhindern, dass Sie ankommen.

46 angelehnt an Stoddard und Afari (2016)

So gut wie möglich spielen zu wollen, egal, wie das Spiel ausgeht, ist dagegen ein Wert. Sie fokussieren sich also vor allem auf den Weg hin zu einem Ziel. Sie erleben die ganze Zeit etwas, das Sie so wollen, wofür Sie sich entschieden haben. Und das liegt auch noch vollständig in Ihrer Kontrolle. So gut wie möglich spielen kann jeden Tag und in unterschiedlichen Kontexten immer etwas anderes bedeuten. Gewinnen ist immer Gewinnen, das macht Sie sehr unflexibel und abhängig von Faktoren, die nicht in Ihrer Hand liegen. Überlegen wir uns nun, was das für den Umgang mit den Emotionen des Kindes bedeutet. Welche Ziele haben Sie sich für die Therapie überlegt? Nicht mehr den Bewältigungsmodus zu benötigen, keine unangenehmen Emotionen mehr zu spüren? *[hier anpassen]* Denken Sie, dass sind tatsächlich Dinge, die Sie ein für alle Mal erreichen und abhaken können? Was wären stattdessen Werte, die Sie im Umgang mit den Emotionen und Bedürfnissen des Kindes leben könnten? Dann müssten Sie sich nicht mehr ärgern, wenn es Ihnen mal wieder nicht gelungen ist, auf den Bewältigungsmodus zu verzichten. Sie könnten einfach versuchen, so oft wie möglich, und über die Zeit immer öfter, Ihre Werte zu realisieren. Sie könnten Kontexte aufsuchen, in denen Ihnen das leichter fällt. Sie könnten sich mit Menschen umgeben, die Ihnen dabei helfen. Und dann könnten Sie diese Werte auch leben, wenn der Impuls, in den Bewältigungsmodus zu gehen, doch einmal stärker ist.«

METAPHER Autofahren

In dieser Metapher geht es darum, dass es wichtig ist, verschiedene Werte im Blick zu haben. Wir können uns unserer Werte bewusst sein, sie können selbst gewählt und hilfreich sein – und dann geraten wir in einen Wertekonflikt. Ein häufiger Konflikt tritt zwischen Beruf und Freizeit oder zwischen Beruf und Familie auf. Verschiedene Werte immer gleichzeitig und gleich stark zu bedienen ist kaum möglich. So kann es hilfreich oder nötig sein, manche Werte für bestimmte Momente oder Phasen zu priorisieren und andere hinten anzustellen. Die Übung kann auch für Menschen mit vielen Bewältigungsmodi hilfreich sein. Sie können sich einen Modus aussuchen, der die Patientin in einem ihr wichtigen Lebensbereich einschränkt.

»Stellen Sie sich vor, Sie fahren Auto. Dabei müssen Sie auf viele Dinge, die innerhalb und außerhalb Ihres Autos passieren, gleichzeitig achten. Sie müssen die Geschwindigkeit im Blick haben, merken, wann Sie schalten müssen, blinken, lenken, bremsen. Vielleicht wollen Sie auch einmal die Musik ändern oder mit jemandem über die Freisprechanlage telefonieren. Vielleicht sind auch andere Menschen in Ihrem Auto, die mit Ihnen sprechen möchten oder die etwas von Ihnen wollen. Außerhalb des Autos sind andere Verkehrsteilnehmerinnen, Ampeln, Schilder, Fahrspuren usw. Wenn es jetzt noch anfängt zu regnen, müssen Sie auch noch die Scheibenwischer anschalten und mit der Intensität des Regens koordinieren.
Ist es möglich, auf all das gleichzeitig zu achten? Ich denke nicht. Vielmehr geht es darum, festzustellen, worauf Sie jetzt, in diesem Moment, Ihren Fokus legen wollen. Nehmen wir an, Sie fahren in einer Stadt und die Verkehrslage ist ziemlich unübersichtlich. Das ist vielleicht nicht der richtige Moment, um nach einem neuen Radiosender zu suchen, weil Ihnen das Lied gerade nicht gefällt. Oder Sie stehen im Stau. Da ist es wenig hilfreich, auf die Verkehrszeichen zu achten oder die Geschwindigkeit zu überwachen.
So ist es auch mit Werten. Es ist nicht immer möglich, alle Werte gleichzeitig zu realisieren. In bestimmten Lebensphasen müssen wir daher priorisieren. So kann auch im Umgang mit den Emotionen und Bedürfnissen des Kindes sein. Es ist schwierig, alle Bewältigungsmodi auf einmal sein zu lassen und sich gleichzeitig um alle Emotionen und Bedürfnisse zu kümmern. Gibt es einen Bereich, der Ihnen aktuell besonders wichtig ist? Welcher Bewältigungsmodus macht es Ihnen schwer, sich diesem Wert zuzuwenden?«

METAPHER Auswärtsspiel: Kritiker, Kind und Werte

Diese Metapher soll verdeutlichen, dass es die Umsetzung von Werten mit sich bringen kann, dass der Kritiker laut wird und die Werte oder die Versuche ihrer Umsetzung abwertet. Das kann unangenehme Emotionen beim Kind auslösen und dazu führen, dass es schwer wird, weiter in Richtung der Werte zu gehen. Die Metapher lässt sich daher auch mit Defusions- und Akzeptanzübungen kombinieren. Sie schlägt gleichzeitig schon eine Brücke zum engagierten Handeln und aktiviert auch Selbst-als-Kontext.

»Stellen Sie sich vor, Sie sind Fan eines Sportteams und reisen mit zu einem Auswärtsspiel. Sie tragen das Trikot Ihres Teams schon auf der Anreise. Als Sie in der anderen Stadt aus dem Zug steigen, begegnen Sie einer Gruppe von Fans des anderen Teams. Diese Gruppe stimmt Fangesänge an, verhöhnt Sie, ruft Ihnen zu, dass Ihr Team heute verlieren wird und Sie am besten gleich wieder nach Hause fahren sollten. Das ist vielleicht unangenehm für Sie und schüchtert Sie ein. Sie bekommen sogar Angst. Ist es möglich, dass Sie diese Gruppe hören, Angst bekommen und trotzdem weiter in Richtung Stadion gehen, um Ihr Team zu unterstützen? Vielleicht könnte Ihnen dabei helfen, sich zu vergegenwärtigen, wie wichtig es Ihnen ist, Ihr Team zu unterstützen. Vielleicht verbindet Sie das mit anderen Menschen, und Sie empfinden es als belebend und spannend, im Stadion zu sein.
Genauso ist es mit Werten. Wenn Sie sich entschließen, in Richtung Ihrer Werte zu gehen, ist es gut möglich, ja sogar wahrscheinlich, dass der Kritiker sich mit seinen Botschaften meldet. Und das löst beim Kind unangenehme Gefühle aus. Werte zu leben kann also erfordern, auf Distanz zum Kritiker zu gehen und sich mit diesen unangenehmen Gefühle zu konfrontieren. Dabei ist es hilfreich, sich die Werte zu vergegenwärtigen und sich daran zu erinnern, welche positiven und hilfreichen Erlebnisse das Verfolgen der Werte mit sich bringt. Diese Erlebnisse können gleichzeitig mit dem Kritiker und den Emotionen des Kindes da sein.«

5.5.2 Untätigkeit, Impulsivität, Beharrlichkeit im Vermeiden versus engagiertes Handeln

Theorie

Erlebt die Gesunde Erwachsene Fusion mit dem Kritiker (→Kap. 5.4.1), möchte sie anschließend das Leid des Kindes nicht erleben (→Kap. 5.4.2) und hat zudem keine Ahnung, wie sie sich eigentlich adaptiv verhalten könnte (→Kap. 5.5.1), bleiben ihr nur Bewältigungsmodi, um den Organismus zu regulieren. Dabei zeigt sie Verhaltensweisen, die unter aversiver Kontrolle stehen, bei denen es also darum geht, unangenehmes Erleben gar nicht oder weniger zu spüren. Je nach Quelle werden diese Verhaltensweisen in der ACT in zwei oder drei Kategorien unterteilt. Während Hayes et al. (2006) in ihrem grundlegenden Artikel Trägheit, Impulsivität und Beharrlichkeit im Vermeiden *(Inaction, Impulsivity, Avoidant Persistence)* nennen, werden Trägheit und Vermeidung in ihrem Buch zur ACT (Hayes et al. 2014) in einer Kategorie zusammengefasst. Auf den ersten Blick könnte man meinen, die ACT-Begriffe entsprächen der schematherapeutischen Einteilung von Bewältigungsmodi in Unterordnung, Vermeidung und Überkompensation (Young et al. 2008). Dies ist allerdings nicht der Fall, eher finden sich die ACT-Prozesse in allen Bewältigungsstilen wieder. Zudem beziehen sich die Bewältigungsmodi mehr oder weniger direkt auf das jeweils aktivierte Schema. Gemeint ist jedoch ungefähr dasselbe: alle aktiven und passiven Handlungen, die kurzfristig schema- oder psychoregulatorisch wirken, langfristig aber Schemata verstärken und negative Konsequenzen in verschiedenen Lebensbereichen haben.

FALLBEISPIEL

Noah betrachtet seinen Oberkörper im Spiegel. Er spannt die Muskeln an, um zu sehen, wie sie sich unter Haut abzeichnen. Sofort meldet sich der Kritiker: »Du bist hässlich und schwach.« Wieder spürt Noah den Schmerz des kleinen Jungen, der in der Schule gemobbt und ausgegrenzt wurde. Er beschließt, heute ein weiteres Mal zum Training zu gehen sowie seine Diät anzupassen, um den Körperfettanteil herabzusetzen und die Muskeln deutlicher hervorzuheben. Er wird auch den ganzen Tag kein Wasser mehr trinken, so wie Bodybuilder es vor Wettkämpfen machen, um heute Abend im Club besonders muskulös auszusehen.

Die Trennung von Werteklarheit und engagiertem Handeln ist nicht eindeutig. Engagiertes Handeln wird als »wertebasiert« beschrieben und soll »ein wiederum wertebasiertes Handlungsmuster schaffen« (Hayes et al. 2014, S. 129). Es geht hierbei also um die Manifestation der Werte, wie sie bereits beschrieben wurde (→ Kap. 5.5.1). Während wir im vorigen Kapitel mehr über die Art der Werte gelernt haben, soll dieser Abschnitt die Natur des engagierten Handels klären. Engagiertes Handeln ist die Folge einer wertegeleiteten Wahl in einem bestimmten Kontext, Verhaltensmuster A und nicht B zu zeigen. Das Verhalten ist dabei proaktiv, dem Hier und Jetzt verpflichtet und resultiert aus der bewussten Übernahme von Verantwortung für sich selbst sowie das eigene Handeln und die Konsequenzen daraus. In diesem Sinne bedeutet engagiertes Handeln, eine gewisse Art von Kontrolle über das eigene Verhalten zu haben und nicht von Kontexten und Triggern hin und her geworfen zu werden. Diese Kontrolle gibt uns Flexibilität, denn durch sie können wir die real nicht existierenden Werte mit veränderbaren und dynamischen Umständen verbinden und unser Handeln jedes Mal den Anforderungen des Hier und Jetzt anpassen. Für jede Situation formulieren wir konkrete Ziele, deren Erreichen die Werte manifestiert. So können wir uns, um den Wert der Selbstfürsorge zu realisieren, als Ziel vornehmen, heute eine Runde in der Sonne spazieren zu gehen. Engagiertes Handeln bedeutet darüber hinaus, am Ball zu bleiben und nach einer Extraschleife durch den Bewältigungsmodus wieder zu den Werten zurückzukehren. Jedes Mal.

FALLBEISPIEL
Noah hat für sich den Wert formuliert, sich selbst so zu akzeptieren, wie er ist. Als seine Freunde ihn für das Wochenende auf eine Party einladen, formuliert er für sich das Ziel, seinem normalen Trainingsplan zu folgen, keine Extraschichten einzulegen und sich wie üblich zu ernähren. Es fällt ihm dabei schwer, sich der Angst, abgelehnt zu werden, zu stellen. Aber er schafft es, sein Ziel zu erreichen und nach einer normalen Trainingswoche auf die Party zu gehen.

Praxis

Engagiertes Handeln ist eine nicht ganz passende Übersetzung von *committed action*, das Konnotationen von Selbstverpflichtung, sich etwas verschreiben und Identifikation mit einem Wert beinhaltet. Wir verpflichten uns unseren Werten und zeigen das immer wieder durch konkrete Handlungen und Entscheidungen im Alltag. Dies soll mit den folgenden Interventionen gefördert werden.

Im Prozess des engagierten Handelns treffen sich ACT und Schematherapie als Weiterentwicklungen der Verhaltenstherapie. Egal, welche Theorien, Interventionen und Übungen Sie in die Therapiemaschine füllen, herauskommen sollte die Verhaltensänderung. Üblicherweise sind Verhaltensänderungen auch das erklärte Ziel einer Psychotherapie und entsprechen dem Auftrag der Patientin sowie den Vorstellungen der Therapeutin. Alle Interventionen und Übungen, die Patientinnen bei der Verhaltensänderung helfen und nicht explizit aus der ACT oder Schematherapie stammen, können hier angewendet werden. Deshalb beschränkt sich die Auswahl der hier vorgestellten Übungen auf eine kleine Auswahl. »Mehr Wiederholungen statt mehr Interventionen« ist sowieso das, was langfristig Veränderung bringt.

Die folgenden Übungen zielen nicht unbedingt auf die Veränderung konkreter Bewältigungsmechanismen, beispielsweise im Sinne einer Exposition mit Reaktionsverhinderung bei Binge-Eating, ab, sondern sollen alternative, von der Gesunden Erwachsenen ausgewählte, langfristig hilfreiche Verhaltensmuster etablieren. Im Zuge des engagierten Handelns finden Interventionen wie die Exposition jedoch ohne theoretische und praktische Probleme ihren Platz.

ANLEITUNG FÜR DIE THERAPEUTIN Engagiertes Handeln in fünf Schritten[47]

Folgende Schritte werden mit der Patientin als konkreter Plan zur Verhaltensänderung festgelegt. Auf der Basis dieses Plans können dann weitere Schritte unternommen, der Fortschritt überprüft und bei Rückschlägen und Abweichungen eine Kurskorrektur vorgenommen werden. Am besten halten Sie die Schritte für die Situation der Patientin schriftlich fest und geben ihr eine Version davon mit. Nach mehrmaligem Durchspielen in verschiedenen Wertebereichen ist sie dann in der Lage, die fünf Schritte selbstständig durchzuführen, wenn sie eine Verhaltensänderung wünscht.

1. Auswahl eines Wertebereichs, in dem eine Verhaltensänderung geschehen soll, möglicherweise ausgerichtet an einem Bewältigungsmodus, der Veränderung in einem wichtigen Lebensbereich erschwert
   Wertebereich: Arbeit
   Bewältigungsmodus: Übermäßige perfektionistische Kontrolle (vielfaches Überprüfen der eigenen Arbeit, was viele Überstunden und Verlust an Freizeit bedeutet)
2. Formulierung eines oder mehrerer Ziele (konkret, spezifisch, örtlich und zeitlich determiniert, für Patientin erreichbar, als aktive Handlung formuliert), die eine Umsetzung dieses Wertes bedeuten; hierbei kann es helfen, die Ziele schriftlich zu fixieren und anderen Menschen mitzuteilen
   Pünktlich um 17 Uhr von der Arbeit nach Hause gehen; maximal zwei Überstunden in der Woche; keine Überstunden am Freitag; Partnerin weiß davon und hilft bei Einhaltung
3. Beschreibung von Handlungen, die das Erreichen des Ziels wahrscheinlich machen
   Arbeiten nur einmal gegenprüfen; Kolleginnen und Vorgesetzten Mitverantwortung am Ergebnis überlassen, indem die Arbeiten nach dem einmaligen Gegenprüfen zur Durchsicht abgegeben werden
4. Identifikation möglicher innerer Barrieren (Kritiker, Emotionen des Kindes, Impulse des Bewältigungsmodus)
   Schema: Überhöhte Standards
   Kritiker: »Du bist, was du leistest«, »Fehler sind nicht erlaubt«
   Kind: Angst, Unsicherheit, Bedürfnis nach Spontaneität (»Fünfe gerade sein lassen können«)
   Bewältigungsmodus: Immer 200 Prozent geben
5. Auswahl hilfreicher Handlungen zum Umgang mit diesen Barrieren
   In der Therapie: Stuhldialoge, Imaginationen
   Im Alltag: Schema-Memo, Defusion, Akzeptanz, Selbst-als-Kontext, Vergegenwärtigen des eigentlichen Bedürfnisses, Selbstmitgefühl

---

47 angelehnt an Wengenroth (2012)

ÜBUNGEN Zwei Seifenblasen[48]

»Schließen Sie die Augen und konzentrieren Sie sich auf Ihren Atem. Lassen Sie ihn so fließen, wie er ist, betrachten Sie ihn wertfrei, achten Sie einfach darauf, wie er ein- und ausströmt. Spüren Sie, wie beim Einatmen die Luft durch die Nase streicht, durch die Bronchien und in die Lungen. Wenn Sie merken, wie Ihre Aufmerksamkeit abdriftet, holen Sie sie sanft zurück zu Ihrem Atem.

Stellen Sie sich eine große Seifenblase vor, die langsam und sicher in eine bestimmte Richtung schwebt. Sie hat ein Ziel, das ihr wichtig ist und das sie erreichen möchte. Stellen Sie sich nun vor, wie vor dieser großen Seifenblase eine andere, kleinere Seifenblase auftaucht. Die Kleine schwebt der Großen in den Weg. Die Große kann nun nicht mehr in ihre Richtung weiterziehen. Versucht sie, auf der einen Seite an der Kleinen vorbeizukommen, bewegt sich die Kleine wieder in ihren Weg. Versucht sie es auf der anderen Seite, passiert dasselbe. Die große Seifenblase kommt nicht durch. Versucht die Große, unter der Kleinen durchzutauchen, rutscht die Kleine schnell nach unten. Oben drüber funktioniert auch nicht, die Kleine ist schneller. Scheinbar gibt es für die große Seifenblase keine Möglichkeit, an der Kleinen vorbeizukommen und ihren Weg fortzusetzen. Für einen Moment ist die große Seifenblase ganz hoffnungslos und kurz davor, aufzugeben. Still schwebt sie in der Luft, nichts bewegt sich. Da bewegt sich die große Seifenblase wieder. Sie setzt ihren Weg in ihre Richtung fort. Und so steuert sie direkt auf die Kleine zu. Jetzt berührt ihre Haut die Haut der kleinen Blase. Die Große nimmt die kleine Blase in sich auf und wird ein wenig größer. Der Weg ist frei. Sie nimmt wieder ihren Kurs auf und schwebt langsam und stetig weiter.

In welchem Lebensbereich sind Sie wie die große Seifenblase, der kleine Seifenblasen im Weg schweben? Wo lassen Sie sich daran hindern, in Richtung Ihrer Werte unterwegs zu sein? Wäre es möglich für Sie, sich wie die große Seifenblase zu verhalten? Das Hindernis in sich aufnehmen, es mitnehmen auf den Weg und weiterziehen? Werden Sie in Ihrer Vorstellung zu einer Seifenblase und schlagen Sie eine Richtung ein, die Sie unbedingt gehen möchten. An welcher Stelle taucht die kleine Seifenblase auf? Was ist es für eine Seifenblase? Für welche Emotionen des Kindes können Sie an dieser Stelle des Weges keine akzeptierende Bereitschaft aufbringen? Welches Schema erleben Sie? Welcher Bewältigungsmodus wird dann aktiv?

Stellen Sie sich nun vor, wie Sie als große Seifenblase eins werden mit der kleinen. Sie darf da sein. Sie müssen sie eh erst einmal behalten. Sie ist einfach da. Nehmen Sie die kleine Seifenblase in sich auf, ganz sanft und bewusst und bestimmt. Sie wissen, dass Sie die Wahl haben. Und Sie treffen die Wahl, dieser Seifenblase entgegenzuschweben. So kann es weitergehen

48 angelehnt an Hayes et al. (2004)

in Ihrem Leben. So können Sie sich weiter so entwickeln, wie es Ihnen wichtig ist.

Kehren Sie ein letztes Mal zu Ihrem Atem zurück. Spüren Sie den Luftstrom und die Veränderungen im Körper. Kommen Sie dann in Ihrem Tempo zurück in unseren Raum.«

METAPHER Ein Hoch auf unsere Busfahrerin[49]

»Vielleicht können Sie auf Ihrem Weg durch das Leben die Haltung einer besonnenen Busfahrerin einnehmen. Sie fährt auf ihrer Route, der Bus hat also eine Richtung und Ziele, die einzelnen Haltestellen. Die Busfahrerin ist dafür verantwortlich, in die richtige Richtung zu fahren und die Ziele der Reihe nach abzuarbeiten. Sie hat also eine gewisse Kontrolle über die Fahrt. Staus, Unfälle, Unwetter und Pannen einmal ausgenommen. Auf die Passagiere hat sie ebenfalls keinen Einfluss. Welche Fahrgäste einsteigen, liegt außerhalb ihrer Kontrolle.

So kann es passieren, dass unsympathische, bedrohliche oder randalierende Fahrgäste einsteigen. Sie kommen sogar nach vorne, bedrängen die Busfahrerin und wollen sie dazu bringen, ihre Richtung zu ändern. Jetzt kann die Busfahrerin den unangenehmen Fahrgästen folgen und ihre Route ändern. Dann geben sie Ruhe und verziehen sich auf ihre Plätze. Das ist für den Moment angenehm. Allerdings folgt dann das Chaos. Menschen warten auf den Bus und er kommt nicht. Andere wollten eigentlich an ihrer Haltestelle aussteigen, werden aber an einen ganz anderen Ort gefahren. Kinder kommen zu spät zur Schule, Menschen verpassen ihre Termine und dann gibt es richtig Ärger. Und die Busfahrerin kann ihre Schicht nicht pünktlich beenden. Die ganze Nacht lang fährt sie die Route ab, welche die Schreihälse von ihr fordern. Kehrt sie zurück auf ihre Route, was sie eigentlich am liebsten möchte, kommen sie sofort nach vorne und fangen an, sie zu bedrängen. Das kann der Busfahrerin ziemlich Angst machen. Also bleibt sie ruhig. Die Schreihälse fühlen sich jedoch immer mächtiger und melden sich immer häufiger. Die Angst der Busfahrerin nimmt dadurch immer mehr zu und die richtige Route ist schon weit weg.

Was könnte das mit Ihnen zu tun haben? Schauen wir uns an, wer hier was ist:

- Busfahrerin: die Gesunde Erwachsene
- Haltestelle: Ziele auf dem Weg in Richtung Wert
- richtige Route: werteorientierte Entscheidungen und Lebensgestaltung
- Fahrgäste, die eine andere Route fordern: Bewältigungsmodi
- die Angst der Busfahrerin, wenn sie trotzdem die richtige Route fahren will: Emotionen des Kindes
- Ruhe der unangenehmen Gäste, nachdem die Busfahrerin die andere Route fährt: kurzfristige angenehme Konsequenzen des Bewältigungsmodus
- Fahrgäste, die zu spät kommen, und Stress der Busfahrerin: langfristige Konsequenzen des Bewältigungsmodus
- Staus, Unfälle, Unwetter und Pannen: kontextuelle Faktoren

49 angelehnt an Hayes et al. (2004)

Übertragen wir nun diese Metapher auf Ihre Situation: Wie verhalten Sie sich als Busfahrerin? Wohin soll Sie Ihre Route führen? Wäre es für Sie möglich, zu akzeptieren, dass alle möglichen Fahrgäste einsteigen und dass Sie in Kontakt mit den Emotionen des Kindes kommen, wenn Sie sich entscheiden, bei Ihrer Route zu bleiben?«

METAPHER Der bequeme Zug[50]

Diese Metapher eignet sich für Situationen, in denen die Patientin bei der Umsetzung ihrer Werte festsitzt. Manchmal nehmen wir an, dass wir erst etwas ändern können, wenn sich die Umstände geändert haben. Manchmal müssen wir dann auch ziemlich lange warten.

»Stellen Sie sich vor, Sie sind auf einer Reise. Das Ziel Ihrer Reise ist Ihr absoluter Wunsch- und Traumort. Dort wollten Sie schon immer einmal hin. Es ist Ihnen wirklich wichtig, dorthin zu kommen und Sie haben schon lange auf die Gelegenheit gewartet. Jetzt ist sie da. Sie stehen am Bahnhof und sehen zwei Züge, die scheinbar in Richtung dieses Ortes fahren. Der eine sieht modern, sicher und zuverlässig aus. Auf einer Infotafel lesen Sie, dass der Zug besonders bequem ausgestattet ist, mit viel Beinfreiheit, Schlafkabinen, einem Kino, einer Sauna und einer Köchin, die Ihnen rund um die Uhr Ihre Lieblingsgerichte kocht. Ein rollendes Wellnesshotel sozusagen. Der andere Zug sieht abgeschrammelt und wackelig aus. Die Sitze sind aus Holz, es gibt nur Großraumwagen und die Toilette ist kaputt. Ihr Ticket gilt glücklicherweise für beide Züge. Sie steigen in den ersten Zug, den sicheren und bequemen.

Während Sie es sich im weich gepolsterten Sitz gemütlich machen, beobachten Sie, wie die Zugbegleiterin des anderen Zuges die Hand hebt und die Tür schließt. Der wackelige Zug rollt mit lautem Quietschen aus dem Bahnhof. ›Da wird meiner auch bald abfahren‹, denken Sie sich und öffnen die Tüte gesalzener Macadamianüsse, die auf dem Tischchen neben Ihrem Sitz liegt. Aber Ihr Zug fährt nicht los. Sie warten noch eine Weile. Mittlerweile ist ein weiterer wackeliger Zug eingefahren, hat Passagiere ein- und ausgeladen und ist wieder abgefahren. Sie warten. Dann kommt und fährt wieder ein wackeliger. Und wieder und wieder. Sie sitzen in Ihrem bequemen Stuhl und fragen sich, ob Ihr Zug jemals den Bahnhof verlassen wird.

Was wäre, wenn Sie auf die Abfahrt des falschen Zuges warten?

Überlegen wir, wofür der bequeme Zug steht. *[für Bewältigungsmodi mit kurzfristig angenehmen Konsequenzen und dem langfristigen Resultat, dass nichts vorwärtsgeht]* Welche Konsequenzen entstehen für Sie daraus, wenn Sie immer diesen Weg wählen?

Und der wackelige Zug? *[für den Kontakt mit den Emotionen des Kindes, der unweigerlich zustande kommt, wenn man ein werteorientiertes und engagiertes Leben führt]* Welche Konsequenzen entstehen auf diesem Weg für Sie? Wohin soll Ihr Zug fahren? Wofür würde es sich lohnen, den wackeligen Zug zu nehmen?«

50 angelehnt an Stoddard und Afari (2016)

METAPHER Holzsteg

Diese Metapher eignet sich für Patientinnen, die wissen, wohin sie wollen, jedoch nicht in Kontakt mit den Emotionen des Kindes kommen möchten und deswegen nicht vorwärtsgehen.

»Stellen Sie sich vor, Sie stehen am Rande eines Sumpfgebietes. Auf der anderen Seite des Sumpfes ist ein Ort, an den Sie unbedingt gelangen möchten. Das Wasser ist braun und trüb. Es gruselt Sie, wenn Sie sich vorstellen, was am Grunde des Wassers verborgen sein mag. Sie finden es auch beunruhigend, dass Sie nicht einschätzen können, ob Sie an Stellen, die wie fester Untergrund aussehen, nicht vielleicht doch einsinken könnten.
Da entdecken Sie einen Steg, der scheinbar auf die andere Seite des Sumpfes führt. Er sieht allerdings nicht ganz vertrauenswürdig aus. Etwas morsch und angefault. Hier und da fehlt ein Brett und ein Geländer gibt es auch nicht. Sie sehen es förmlich vor sich, wie Sie auf ein morsches Brett treten, in den Sumpf fallen und im Untergehen Ihre Entscheidung, den Steg betreten zu haben, bereuen. Dann denken Sie wieder daran, dass am Ende des Stegs der Ort liegt, den Sie unbedingt erreichen möchten. Sie zögern. Wie entscheiden Sie sich?«

[Besprechen Sie alle Möglichkeiten, welche die Patientin hat. Sie könnte den Steg nicht betreten, sie könnte einen Versuch wagen und feststellen, ob der Steg hält. Auf jeden Fall wird sie nicht feststellen können, ob der Steg hält, solange sie es nicht ausprobiert. Am Ufer bleiben ist dabei der Bewältigungsmodus, loszugehen bedeutet engagiertes Handeln und die Emotionen beim Gehen sind die des Kindes. Am Ende des Steges wartet ein Ziel, das auf dem Weg in Richtung eines Wertes liegt. Welche kurz und langfristigen Konsequenzen haben die beiden Optionen?]

ÜBUNGEN Kleine Schritte[51]

»Wenn Sie sich schon mit Ihren Werten, Bedürfnissen und Schemata beschäftigt haben, wissen Sie mittlerweile vielleicht, in welche Richtung Sie ungefähr im Leben gehen möchten. Vielleicht haben Sie zu den Werten auch schon konkrete Ziele formuliert, die Sie als Erstes erreichen möchten. Manchmal passiert es, dass wir uns ein Ziel vornehmen und dann merken, dass es für den Moment noch zu weit weg und der erste Schritt dorthin noch zu groß ist. Das macht nichts, es ist, wie es ist.

Es kann gut sein, dass ein Schritt deshalb zu groß ist, weil Ihre Bereitschaft, sich mit einem Schema und den Emotionen des Kindes in vollem Ausmaß zu konfrontieren, noch nicht groß genug ist. Auch das macht nichts. Es ist, wie es ist. Machen Sie als Erstes einen kleinen Schritt. Wichtig ist, dass die Richtung stimmt! Bloß zu klein sollte der Schritt auch nicht sein. Wenn er so klein ist, dass Sie gar nicht in Kontakt mit den Emotionen des Kindes kommen, also gar nicht erfahren können, wofür Sie eigentlich akzeptierende Bereitschaft aufbringen möchten, genügt er nicht.

Überlegen wir uns einen Schritt, der groß genug ist, um eine Veränderung zu bedeuten, und klein genug, um Sie nicht zu überfordern.

- In welchem Lebensbereich möchten Sie etwas verändern? Zu welchem Wert gehört diese Veränderung?
- Mit welchen Emotionen des Kindes kommen Sie dabei in Kontakt?
- Was wäre ein kleiner Schritt, der Sie in die Richtung dieses Wertes führt?«

51 angelehnt an Wengenroth (2012)

6 Drei Angeln in einen Teich werfen

Als ich meiner Supervisorin Hannah Hoppe von der Idee zu diesem Buch erzählte, kommentierte sie mit einem Schmunzeln: »Wir fischen alle im selben Teich.« Diese Metapher war die Grundlage zum ersten Kapitel dieses Buchs. Egal, welche Angel wir in den Teich werfen: Wir werden dieselben Fische fangen. So ist es kein Wunder, dass schematherapeutische Interventionen ACT-Prozesse aktivieren und wir diese Prozesse wiederum Termini der Kognitiven Verhaltenstherapie zuordnen können. Während sicherlich jede Methode ihre eigene Perspektive hat und die Inhalte sich nicht vollständig überschneiden, bleibt menschliches Verhalten menschliches Verhalten und wir können nur beschreiben und untersuchen, was wir als Menschen wahrnehmen. So möchte ich zum Schluss drei Angeln in den Teich werfen, um ein und denselben Fisch zu fangen.

Wahrscheinlich sind während einer Schemaaktivierung alle ACT-Prozesse mehr oder weniger gleichzeitig beteiligt; es mag daher künstlich erscheinen, eine Sequenz dieser Prozesse herauszupräparieren. Dies kann jedoch helfen, zu verstehen, wie die O-Variable »Organismus« aus dem SORKC-Modell (SORKC = Stimulus – Organismus – Reaktion – Kontingenz – Konsequenz) und die drei Ebenen Kognition, Emotion und Verhalten den gemeinsamen Grund darstellen, auf dem sich ACT und Schematherapie treffen. Abbildung 6-1 zeigt, wie so eine Kette aussehen könnte.

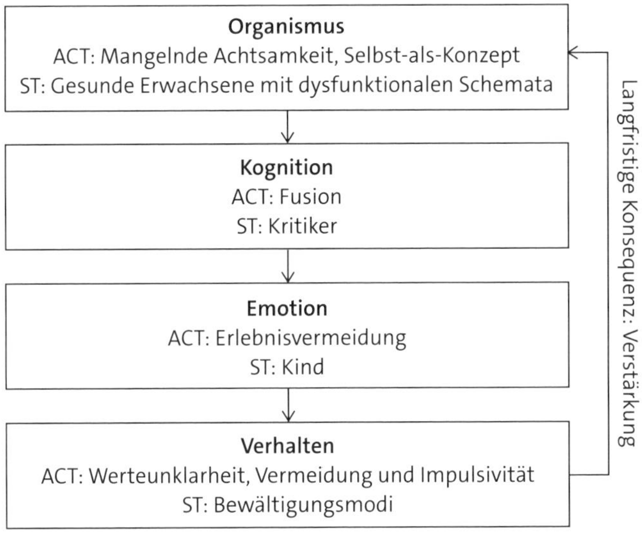

Abb. 6-1: Sequenz der Modi und ACT-Prozesse während einer Schemaaktivierung (ST = Schematherapie).

FALLBEISPIEL

Stellen wir uns die gesunde Erwachsene Klara mit dem aktiven Schema »Emotionale Gehemmtheit« vor, das immer wieder in sozialen Situationen getriggert wird, in denen sie eigentlich spontan agieren oder Gefühle zeigen möchte. Da sie wenig Achtsamkeit für ihr momentanes Erleben und ein stark konzeptualisiertes Selbst hat, ist sie weder in der Lage, zu erkennen, wie und wann ihr Schema aktiviert wird, noch, dass es eben nur ein Schema ist und nicht ihr ganzes Selbst ausmacht.

Auf der Weihnachtsfeier ihrer Firma tritt ein Clown auf und sucht sich natürlich sie für eine Nummer aus. Als sie spontan mit dem Clown interagieren soll, meldet sich das Selbst-als-Konzept: »Ich bin einfach ein steifer und lächerlicher Mensch, daran kann auch kein Clown etwas ändern.« Das ebnet wiederum den Weg für einen Kritiker, der sagt: »Du bist lächerlich.« In ihren Gedanken ist Klara nur damit beschäftigt, wie sie sich nicht lächerlich machen kann, was wohl die Kolleginnen denken werden und wie sie aus der Nummer rauskommt. Dadurch merkt sie gar nicht, dass der Clown versucht, ihr zu helfen und ein gemeinsames Spiel zu etablieren. Sie bekommt zudem auch nicht mit, wie sie immer mehr mit dem Kritiker fusioniert. In Sekundenschnelle ist Klara davon überzeugt, ein komplett lächerlicher Mensch zu sein, und dann spürt sie schon, wie ihr die Scham durch den ganzen Körper fährt. Spontan steigt ein Bild in ihr auf, wie ihr Vater sich über sie lustig machte, als sie als Kind vor Freude über ein Geschenk durch die Wohnung hüpfte. Sie fühlt sich wieder wie dieses Kind: beschämt, unangebracht und lächerlich. Das wird ihr nun zu viel, so etwas möchte sie nicht erleben. Mit einem Ruck steht sie auf und verlässt unter den Blicken aller den weihnachtlich geschmückten Saal. Für einen kurzen Moment spürt sie Erleichterung, doch schon auf dem Parkplatz sagt ihr der Kritiker, dass sie sich wieder einmal lächerlich gemacht hat. Das verstärkt ihr Selbst-als-Konzept und das unachtsame Grübeln über potenzielle Konsequenzen ihres Verhaltens in zukünftigen sozialen Situationen.

In der Therapie dysfunktionaler Schemata, also der Etablierung schemainkongruenten und langfristig hilfreichen Verhaltens, benötigen wir alle ACT-Prozesse. Gerade in den emotionsaktivierenden Interventionen der Schematherapie nutzen wir auch tatsächlich alle sechs Prozesse (Akzeptanz, Defusion, Achtsamkeit, Selbst-als-Kontext, Werte, engagiertes Handeln). Die Gesunde Erwachsene tritt bei der Hemmung dysfunktionaler Schemata an die Stelle aller anderen Modi (→ Abb. 6-2). Zwar ist die emotionale Aktivierung, also das unbewältigte Erleben des Kindes, unbedingt notwendig für die Veränderung des Schemas (Roediger 2016), sie ist jedoch Teil des ungehemmten Schemas und an sich ein dysfunktionaler Prozess. Mitgefühl und Akzeptanz des Erwachsenen für dieses Erleben sind wiederum Teil der Hemmung.

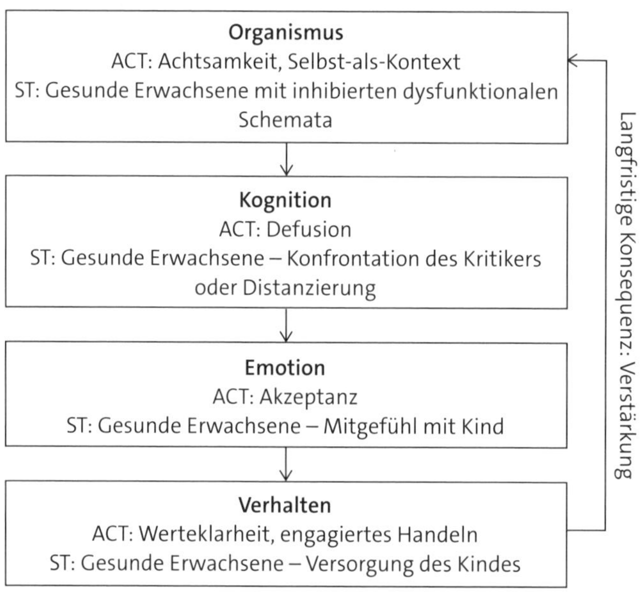

Abb. 6-2: Sequenz der Modi und ACT-Prozesse während einer emotionsaktivierenden schematherapeutischen Intervention (ST = Schematherapie).

FALLBEISPIEL

Klara, die sich auf der Weihnachtsfeier so beschämt gefühlt hat, ist bei ihrer Therapeutin. Gemeinsam beschließen sie, die Situation mit einer *Imagination* nachzubearbeiten.

Klara schließt die Augen, geht zurück in den Saal mit dem Clown, aktiviert das Gefühl der Scham und lässt sich von dort zurücktreiben. Sie wird immer jünger und kleiner und befindet sich ganz im Modus des Verletzlichen Kindes. Da sitzt sie als achtjähriges Mädchen alleine in ihrem Zimmer, voller Scham darüber, sich gerade eben wieder einmal so lächerlich benommen zu haben, dass ihre Familie nicht anders konnte, als sie auszulachen. Die Therapeutin bittet sie zu beschreiben, wie es ihr jetzt gerade geht (Achtsamkeit) und das Gefühl da sein zu lassen (Akzeptanz). Dann bittet sie Klara, als Erwachsene in der Szene zu erscheinen. Sie fragt die große Klara, wie sie sich fühlt, wenn sie auf die kleine Klara blickt (Achtsamkeit, Selbst-als-Kontext). Klara versinkt dabei nicht im Kindmodus, sondern entwickelt Mitgefühl für das Erleben der kleinen Klara, sie bleibt also im Erwachsenenmodus. Jetzt erscheinen die Eltern in der Szene und die Therapeutin bittet die große Klara, darauf zu achten, was sie fühlt, wenn sie auf die Eltern blickt, und die Eltern damit zu konfrontieren, was ihr Verhalten mit der kleinen Klara macht und dass sie das nicht richtig findet (Defusion). Als die Eltern abziehen, erinnert die Therapeutin die große Klara daran, dass sie gerne gut mit sich selbst umgehen möchte (Werteklarheit) und bittet sie, die Kleine zu fragen, was sie gerade braucht und ihr das alles zu geben (engagiertes Handeln).

Klara lässt die Bilder noch einen Moment nachwirken, vergegenwärtigt sich das Gefühl des Umsorgt-Seins und kehrt dann in das Hier und Jetzt zurück.

Literatur

Arntz A, Rijkeboer M, Chan E, Fassbinder E, Karaosmanoglu A, Lee CW, Panzeri M (2021). Towards a reformulated theory underlying schema therapy: position paper of an international workgroup. Cogn Ther Res 45: 1007–1020.

Bach B, Lockwood G, Young JE (2018). A new look at the schema therapy model: organization and role of early maladaptive schemas. Cogn Behav Ther 47: 328–349.

Boone MS, Cannici J (2013). Acceptance and commitment therapy (ACT) in groups. In: Pistorello J (ed). Mindfulness and Acceptance for Counselling College Students: Theory and Practical Applications for Intervention, Prevention, and Outreach. Oakland: New Harbinger Publications.

Eifert GH, Forsyth JP (2009). Akzeptanz- und Commitment-Therapie für Angststörungen. Tübingen: DGVT.

Faßbinder E, Schweiger U, Jacob G (2016). Therapie-Tools Schematherapie. 2. Aufl. Weinheim: Beltz.

Harris R (2011). ACT leicht gemacht: Ein grundlegender Leitfaden für die Praxis der Akzeptanz- und Commitment-Therapie. Freiburg: Arbor.

Harris R (2020). ACT leicht gemacht: Der Leitfaden für die Praxis der Akzeptanz- und Commitment-Therapie. Erweiterte und überarbeitete Neuausgabe. Freiburg: Arbor.

Hayes SC, Smith S (2007). In Abstand zur inneren Wortmaschine. Tübingen: DGVT.

Hayes SC, Wilson KG (1994). Acceptance and Commitment Therapy: Altering the verbal support for experiential avoidance. Behav Anal 17: 289–303.

Hayes SC, Strosahl KD, Wilson KG (2004). Akzeptanz und Commitment Therapie: Ein erlebnisorientierter Ansatz zur Verhaltensänderung. München: CIP-Medien.

Hayes SC, Luoma JB, Bond FW, Masuda A, Lillis J (2006). Acceptance and Commitment Therapy: model, processes, and outcome. Behav Res Ther 44: 1–25.

Hayes SC, Strosahl KD, Wilson KG (2014). Akzeptanz- & Commitment-Therapie: Achtsamkeitsbasierte Veränderungen in Theorie und Praxis. Paderborn: Junfermann.

International Society of Schema Therapy (2020). Integrating concepts from other therapeutic models with schema therapy. ISST Bulletin 18.

Jacob G, Arntz A (2015). Schematherapie in der Praxis. 2. Aufl. Weinheim: Beltz.

Lazarus G, Sened H, Rafaeli E (2020). Subjectifying the personality state: theoretical underpinnings and an empirical example. Eur J Pers 34: 1017–1036.

Luoma JB, Hayes SC, Walser RB (2009). ACT-Training. Paderborn: Junfermann.

McKay M, Lev A, Skeen M (2013). ACT & Schematherapie: interpersonales Verhalten durch Achtsamkeit, Akzeptieren und Schemagewahrsein verändern. Lichtenau: G. P. Probst.

Roediger E (2016). Schematherapie: Grundlagen, Modell und Praxis. 3. Aufl. Stuttgart: Schattauer.

Roediger E, Stevens BA, Brockman R (2018). Contextual Schema Therapy: An Integrative Approach to Personality Disorders, Emotion Dysregulation & Interpersonal Functioning. Oakland: Context Press.

Stoddard JA, Afari N (2016). Metaphern und Übungen für die ACT-Arbeit. Lichtenau: G. P. Probst.

Titchener EB (1915). A Beginner's Psychology. New York: Macmillan.

Tronick E (2007). The Neurobehavioral and Social-Emotional Development of Infants and Children. New York: W. W. Norton & Comp.

Valente M, Roediger E (2020). Schematherapie. Stuttgart: Kohlhammer.

Walser RD, Pistorello J (2004). ACT in group format. In: Hayes SC, Strosahl KD (eds). A Practical Guide to Acceptance and Commitment Therapy. Boston: Springer.
Wengenroth M (2012). Therapie-Tools Akzeptanz- & Commitmenttherapie (ACT). Weinheim: Beltz.
Wengenroth M (2017). Therapie-Tools Akzeptanz- & Commitmenttherapie (ACT). 2. Aufl. Weinheim: Beltz.
Young JE, Klosko JS, Weishaar ME (2008). Schematherapie: ein praxisorientiertes Handbuch. 2. Aufl. Paderborn: Junfermann.